dtv

W0046453

Das Herz ist nicht nur eine »Pumpe«, die gleich einer Maschine unseren Körper am Leben erhält, es ist auch das Zentrum unseres Bewußtseins und unserer Gefühle. Deepak Chopra belegt schlüssig, daß neben den körperlichen Risikofaktoren, beispielsweise zu hoher Cholesterinspiegel, Bluthochdruck oder Fettleibigkeit, auch psychische Streßfaktoren wie unterdrückte Gefühle und nicht ausgelebter Schmerz die Funktionen des Herzens maßgeblich beeinflussen. Abgestimmt auf den jeweiligen Persönlichkeitstyp gibt er konkrete Anleitungen, wie sich eine falsche Lebensführung korrigieren läßt und Körper, Geist und Seele wieder in Harmonie gebracht werden können: Psychohygiene, Achtsamkeit im Umgang mit Körper und Gefühlen, Meditation, Yoga, Massagen und angemessene Ernährung helfen auf allen Ebenen, Herzerkrankungen wirksam vorzubeugen und bereits bestehende Störungen dauerhaft zu heilen – auch in Kombination mit schulmedizinischen Lösungsansätzen. Seine auf uraltem indischem Wissen basierenden Ratschläge ermöglichen es uns, auf unkomplizierte Weise Lebens- und Biorhythmus harmonisch anzugleichen und so trotz vielfältiger Alltagsbelastungen im Einklang mit unserer inneren Natur zu leben.

Deepak Chopra ist Internist, Endokrinologe und Gründer der American Association for Ayurvedic Medicine. Er hält weltweit Vorträge, u. a. bei der World Health Organization, Genf, und den Vereinten Nationen, New York. Er ist Direktor des Sharp Institute for Human Potential and Mind/Body Medicine in San Diego, Kalifornien. Seine Bücher erreichen weltweit Millionenauflagen. Bei dtv erschien von ihm bereits ›Lerne lieben, lebe glücklich‹.

Dr. med. Deepak Chopra

Das gesunde Herz

Auf ganzheitlichem Weg
Risikofaktoren vermeiden

Aus dem Englischen von
Brigitte Klein

Deutscher Taschenbuch Verlag

Von Deepak Chopra ist im Deutschen Taschenbuch Verlag
erschienen:
Lerne lieben, lebe glücklich (36170)

Wichtiger Hinweis
für die Leser dieses Buches:

Dieses Buch soll Ihnen helfen, gesund zu leben. Es kann
kein Ersatz sein für die Untersuchung und den Rat einer
erfahrenen (Ayurveda-)Ärztin oder eines Arztes, wenn Sie
krank sind. Suchen Sie deshalb unbedingt eine Ärztin oder
einen Arzt Ihres Vertrauens auf, wenn Sie das Gefühl
haben, Sie sind nicht gesund.

Ungekürzte Ausgabe
März 2001
Deutscher Taschenbuch Verlag GmbH & Co. KG, München
www.dtv.de
Titel der amerikanischen Originalausgabe:
Healing the Heart. A Spiritual Approach to Reversing Coronary Artery
Disease
Erschienen bei Harmony Books, New York
© 1998 Deepak Chopra
© der deutschsprachigen Ausgabe:
1999 Gustav Lübbe Verlag GmbH, Bergisch Gladbach
ISBN 3-7857-0971-4
Umschlagkonzept: Balk & Brumshagen
Umschlaggestaltung: ARTPOOL, München,
unter Verwendung einer Fotografie von © IFA/IT/tpl
Druck und Bindung: C. H. Beck'sche Buchdruckerei,
Nördlingen
Gedruckt auf säurefreiem, chlorfrei gebleichtem Papier
Printed in Germany · ISBN 3-423-36217-0

INHALT

TEIL II:
WEGE ZUM GESUNDEN HERZEN

TEIL I

WENN UNSER HERZ KRANK WIRD

1 DAS ZENTRUM UNSERES SEINS

Das menschliche Herz liegt nicht nur mitten im Brustraum, es ist auch das Zentrum unseres Bewußtseins. Unser Herz ist das wichtigste Organ des Blutkreislaufs – und es beherbergt unsere Seele. Selbst im Sprachgebrauch wird die zentrale Rolle des Herzens offenbar: Was »von Herzen kommt« drückt unsere tiefsten Gefühle und Überzeugungen aus. Menschen, die wir lieben, haben wir »ins Herz geschlossen«. Trotz alledem ist das Herz in der heutigen Gesellschaft oft seiner Poesie beraubt. Besonders die moderne Medizin betrachtet es im wesentlichen als eine Maschine – wie jede andere Pumpe auch.

In unserem Gefühlsleben bringen wir das Herz bereitwillig mit unseren tiefsten Empfindungen, Überzeugungen und Erfahrungen in Verbindung. Sobald es jedoch um eine Herzkrankheit geht, neigen wir dazu, diese Aspekte beiseite zu schieben; die Vorstellung, daß bloße Gefühle irgendeinen Einfluß auf das wichtigste Organ unseres körperlichen Selbst haben könnten, erscheint uns naiv. Ich bin aber davon überzeugt, daß die Beziehung zwischen Geist und Körper – zwischen Kopf und Herz – den Verlauf einer Herzkrankheit ebenso stark beeinflußt wie Medikamente, die Ernährung oder sportliche Betätigung.

Heutzutage weiß jeder, daß er seine Gesundheit gefährdet, wenn er jeden Morgen ein Steak und Eier zum Frühstück ißt oder den ganzen Tag auf dem Sofa sitzt.

Wer einem Herzinfarkt vorbeugen will, sollte solche Gewohnheiten ablegen. Seinen Lebensstil zu ändern ist
allerdings nur der erste Schritt. Viel wichtiger ist eine
neue Sichtweise, ein Quantensprung, der über die übliche Auffassung von Gesundheit, Krankheit und dem
menschlichen Körper hinausgreift.

Lassen Sie mich die Auswirkungen dieses Quan-
tensprungs näher erläutern. Bevor Albert Einstein und
andere Physiker zu Beginn dieses Jahrhunderts ihre
bahnbrechenden Entdeckungen machten, war die Naturwissenschaft im Westen über zweihundert Jahre lang
durch ein mechanistisches und materialistisches Weltbild
geprägt gewesen. Seit dem späten 17. Jahrhundert, als
Isaac Newton die Gesetze der Schwerkraft und der Pla-
netenbewegungen formulierte, wurde der Kosmos als
große Maschine angesehen, wie ein riesiges Uhrwerk
etwa. Als wesentliche Aufgabe der Naturwissenschaft galt
es zu verstehen, wie diese Maschine arbeitete, ihre Funk-
tionsweise sorgfältig zu beschreiben und dieses Wissen
zum Wohle der Menschheit umzusetzen.

Auch der menschliche Körper wurde in der westlichen
Medizin als komplizierte Maschine betrachtet. Traten
Krankheiten oder Verletzungen auf, diagnostizierten und
behandelten die Ärzte das Problem in ähnlicher Weise
wie gute Mechaniker. Ein solches Bild haben die meisten
Menschen auch heute noch von ihrem Körper.

Der grundlegende Wandel in der Vorstellung der Physiker vom Universum, der sich im Laufe der letzten hundert Jahre vollzog, hatte weitreichende Konsequenzen für
unser Verständnis des menschlichen Körpers. Es stellte
sich heraus, daß auf den grundlegenden Ebenen – den
Quantenebenen – das materialistische Modell der Schöpfung unzureichend war, da sich die Materie auf diesen
Ebenen im wahrsten Sinne des Wortes auflöst. Subato-

mare Materie ist überhaupt keine Materie, sondern strö-
mende Energie, die nur bei der Betrachtung unter bestimmten Bedingungen als fest erscheint. Die Quantenwirklichkeit ist unscharf, trügerisch, wechselhaft und voll
scheinbarer Widersprüche. Überdies sind die Art und
selbst die Existenz der Quantenwirklichkeit von der Be-
obachtung abhängig. Ohne Beobachter, ohne ein Bewußtsein, daß sich auf das richtet, was auf der Quantenebene
»da« ist, existiert dort gar nichts. Am Ursprung des Universums schafft also das Bewußtsein die Wirklichkeit. Die
Kluft zwischen dieser Denkweise und der alten mechani-
stischen Sicht des Universums kann nur durch einen
»Quantensprung« überbrückt werden.

Im Zuge dieser Entwicklungen in der modernen Physik wurde zunehmend deutlich, daß der menschliche Körper keine bloße Maschine aus Knochen und Gewebe ist,
sondern daß er ein völlig anderes System darstellt. Unsere
Existenz als körperliche Wesen läßt sich von unseren Gefühlen und Gedanken nicht trennen, denn unser Bewußtsein hat unmittelbare Auswirkungen auf jede Zelle in unserem Fleisch und Blut: *Jeder Gedanke schafft ein
Molekül*. Alles, was sich im geistigen, emotionalen und
spirituellen Bereich abspielt, schlägt sich auch auf der
körperlichen Ebene nieder. Wer wir sind, beschränkt sich
nicht darauf, wieviel wir wiegen oder in welchem Jahr wir
geboren wurden. Wer wir sind – und wer wir sein wollen –, hängt auch davon ab, was wir denken, fühlen und
glauben. Gesundheit ist also nicht nur die Abwesenheit
von Krankheit. Es ist die harmonische Einheit unseres
Bewußtseins, unseres Körpers und der Welt, in der wir
leben. Der Kosmos ist unser erweiterter Körper, ebenso
wie unser Körper das ganze Universum enthält.

In diesem Buch werden wir erforschen, was die neuen
Perspektiven für die koronare Herzkrankheit (KHK) be-

deuten. Eine solche Untersuchung ist wichtig, weil diese Krankheit ein schwerwiegendes Problem in unserer Gesellschaft darstellt. Jeden Tag befassen sich Millionen von Menschen mit Herzkrankheiten. Täglich tauchen neue Medikamente, Bücher, Seminare, Artikel und wissenschaftliche Studien auf und bieten weitere Erkenntnisse über Herzkrankheiten. Ihr Cholesterinwert ist Ihnen vermutlich ebenso geläufig wie Ihre Telefonnummer. Es gibt spezielle Kochbücher für das gesunde Herz, besondere Menüs in Restaurants und Frequenzmeßgeräte zur Kontrolle des Herz-Kreislauf-Systems. Alte Vorstellungen über Herzkrankheiten werden durch neue ersetzt, neue Theorien werden entkräftet und von zeitlosen Wahrheiten abgelöst.

Unser großes Interesse am Herzen hat gute Gründe. Herzkrankheiten sind in den Industriegesellschaften die Todesursache Nummer eins. An Herz-Kreislauf-Erkrankungen sterben doppelt so viele Menschen wie an allen Arten von Krebs zusammengenommen. Dabei sind die koronaren Herzkrankheiten für die Hälfte der durch Herz-Kreislauf-Erkrankungen bedingten Todesfälle verantwortlich. Während an Krebs allerdings am häufigsten ältere Menschen erkranken, ist fast die Hälfte der Menschen, die einen Herzinfarkt erleiden, unter 65 Jahre alt. Von diesen sterben etwa 250 000 innerhalb einer Stunde nach dem Auftreten der ersten Symptome. Und was vielleicht am alarmierendsten ist: Etwa 25 Prozent aller Herzinfarkte treten bei Menschen auf, die keine der bekannten Risikofaktoren zeigen.

Eine Herzkrankheit konfrontiert den Menschen mit seiner Sterblichkeit. Falls Sie sich gerade von einem Herzinfarkt erholen, müssen Sie wahrscheinlich von nun an bestimmte Aktivitäten einschränken, die Ihnen bisher Erfüllung und Freude bereitet haben. Viele Patienten stellen fest, daß die Krankheit ihnen ihre Stärke, Ausdauer und Vitalität genommen hat. Statistiken zeigen, daß eine Herzkrankheit oder ein Herzinfarkt oft langfristig den Optimismus und die Lebenshoffnung eines Menschen beeinträchtigt: 40 Prozent der Patienten leiden an schweren Depressionen.

Es gibt also genügend Gründe für den Überfluß an Informationen über das Herz und die Herzkrankheiten, und Sie fragen sich vielleicht, weshalb ich dem noch etwas hinzufügen möchte. Schließlich handelt es sich bei den Autoren der meisten Bücher über Herzkrankheiten um Kardiologen, während meine Spezialgebiete die Endokrinologie und die Innere Medizin sind.

Womit ich Sie in diesem Buch vertraut machen möchte, ist eine andere Sichtweise der Medizin, die ich durch meine Ausbildung im Ayurveda, der traditionellen indischen Heilkunst, gewonnen habe. Der Ayurveda lehrt, daß niemand mehr über Ihre Gesundheit weiß als Sie selbst – vorausgesetzt, Sie haben gelernt, auf die Signale Ihres Körpers zu achten und sie richtig zu deuten. Als ayurvedischer Arzt glaube ich, daß ich durch die Bestimmung Ihres Konstitutionstyps genausoviel – wenn nicht mehr – über ihren Gesundheitszustand erfahren kann wie durch Ihren Cholesterinwert oder andere diagnostische Merkmale (siehe Kapitel 3: »Sich selbst kennenlernen«).

Ziel des Ayurveda ist es, Geist, Körper und Seele ins Gleichgewicht zu bringen. Die Lehren dieses zeitlosen Wissens sind dazu bestimmt, die feinen und doch kraftvollen Beziehungen zwischen Ihrem körperlichen Selbst, Ihren Gefühlen und sogar Ihren alltäglichen Routinetätigkeiten zu enthüllen. Das ist keine bloße philosophische Gedankenspielerei. Sobald Sie diese Wechselbeziehungen verstanden haben, können wir praktische

Schritte unternehmen, um Sie gesund zu erhalten – wenn Ihr Körper im Gleichgewicht ist –, oder um Ihre Gesundheit so rasch wie möglich wiederherzustellen, wenn sich bereits eine Krankheit entwickelt hat.

Während die westliche Medizin in ihrer Fähigkeit, in einem akuten Krankheitsfall Hilfe zu leisten, unübertroffen ist, versucht der Ayurveda, die Notwendigkeit solcher Kriseneingriffe von vornherein zu vermeiden. Der ayurvedische Arzt, der die innerste Natur des Patienten ergründet, will nicht einfach nur die Symptome unterdrücken, sondern bemüht sich darum, einen Zustand *vollkommener Gesundheit* aufrechtzuerhalten.

Die koronare Herzkrankheit ist für eine ayurvedische Behandlungsweise besonders geeignet. Diese Erkrankung überschreitet nicht nur die medizinischen Fachgebiete, sondern sie geht auch über die Grenzen der Medizin insgesamt hinaus, wie sie im Westen allgemein verstanden wird. Eine sinnvolle Behandlung der Herz-Kreislauf-Erkrankungen muß nicht nur verschiedene Fachbereiche wie Physiologie und Chemie einbeziehen, sondern auch die Überzeugungen, Ängste und den Glauben des betroffenen Menschen berücksichtigen. Die innersten Gefühle eines Patienten spielen eine entscheidende Rolle dabei, erfolgreich mit einer Herzkrankheit leben und sie schließlich überwinden zu können.

Die Bedeutung dieser emotionalen Komponente kann gar nicht überbewertet werden. 1966, also vor mehr als 30 Jahren, erschien im »Journal of the American Medical Association« ein faszinierender Bericht zu diesem Thema. Man hatte festgestellt, daß in der Stadt Roseto im amerikanischen Bundesstaat Pennsylvania die Anzahl der Todesfälle durch Herzinfarkt nur halb so hoch war wie im übrigen Land. Obwohl sich die durch Herzkrankheiten verursachten Todesfälle generell mit zunehmendem Alter

häufen, starben in Roseto praktisch keine Männer der
Altersgruppe zwischen 55 und 64 Jahren an einem Herzanfall. Die Sterbequote in den Städten rund um Roseto
entsprach dagegen in etwa dem nationalen Durchschnitt.

Die Wissenschaftler kamen zu dem Schluß, daß diese
bemerkenswerte Abweichung von der Norm nichts mit
den üblichen Risikofaktoren wie Rauchen oder Ernährung zu tun hatte. Statt dessen fanden sie heraus, daß die
einzigartigen Wertvorstellungen in dieser Gemeinde –
eine ausgeprägte Arbeitsmoral, die intensive gegenseitige
Unterstützung von Nachbarn und Freunden, die Achtung
und Pflege der alten Menschen in der Familie sowie ge-
meinsam veranstaltete Feste – eine große Rolle dabei
spielten, daß diese Menschen so widerstandsfähig gegen
Herzkrankheiten waren.

Die Studie über die Einwohner von Roseto wurde bis
in die siebziger und achtziger Jahre fortgeführt: Mit der
Zeit veränderte sich die Gesellschaft, und an die Stelle
der traditionellen Werte traten materialistischere Ziele.
Die Einkommensunterschiede verschärften sich. Die traditionellen Sitten und Gebräuche wurden aufgegeben.
Schließlich stieg die Anzahl der Herzkrankheiten auf den
landesweit üblichen Durchschnitt an. Dieses traurige,
aber eindeutige Beispiel zeigt, daß sowohl der Körper als
auch der Geist an der Entstehung von Herzkrankheiten
beteiligt sind.

BILDER DES HERZENS

Als Kind war ich von meinem Herzen fasziniert – von
dem Gedanken, daß es etwas gab, was in meiner Brust
rhythmisch schlug, und von der Vorstellung, daß ich so
lange leben würde, wie dieses Klopfen andauerte. Da

mein Vater Arzt war – Kardiologe, nebenbei bemerkt –,
hatte ich die Möglichkeit, mein Herz durch ein Stethoskop zu belauschen. Es war für mich, als betrachtete ich
die Sterne durch ein Teleskop oder einen Grashalm durch
ein Mikroskop; ich glaubte, den majestätischen Puls des
Universums zu spüren.

Aber das war nicht alles. Mein Kinderherz schien im
Gleichklang mit der Welt um mich herum zu pulsieren.
Es schlug schneller, wenn ich Angst hatte oder außer
Atem geriet, und es beruhigte sich wieder, sobald ich
mich entspannte. Intuitiv schloß ich daraus, daß das Herz
das wichtigste Organ meines Körpers war. Oder nicht?

Schon bald erfuhr ich, daß dem Herzen gar keine derart überragende Rolle zukam. Im Biologieunterricht in
der Grundschule lernte ich das Gehirn als das eigentliche
Kontrollzentrum aller lebenswichtigen Funktionen kennen. Obwohl ich bisher den Herzschlag als das sicherste
Lebenszeichen angesehen hatte, brachte man mir nun
bei, das Leben ende mit dem Stillstand der Gehirntätig-
keit.

Im Vergleich zu der unendlich komplizierten Struktur
des Gehirns wurde das Herz als simple Pumpvorrichtung
dargestellt, als eine aus Muskeln bestehende Maschine.
Die Bedeutung, die ich ihm instinktiv beigemessen hatte,
erwies sich als naive Vorstellung. Die eigentlichen Grund-
lagen des menschlichen Lebens waren die intellektuellen
und neurologischen Funktionen des Gehirns.

Ich bin zwar in Indien aufgewachsen, aber heute weiß
ich, daß dieses Gedankengut deutlich vom Westen beeinflußt war: das Gehirn als Magazin sachlicher und wissenschaftlicher Erkenntnisse. Unsere westliche Gesellschaft
geht davon aus, daß die Ergebnisse wissenschaftlicher Ex-
perimente höher zu bewerten sind als die bloßen In-
stinkte und Gefühle, die man traditionell mit dem Herzen

verbindet. Wie es der verstorbene Philosoph und Wissenschaftstheoretiker Paul Feyerabend einmal ausdrückte, fordert die westliche Kultur, daß »wir uns dem Wissen in der Form anpassen, in der es von den Wissenschaftlern präsentiert wird«. Wenn unsere intuitiven Überzeugungen davon abweichen, sind sie zwangsläufig naiv, sie sind falsch, und sie müssen verschwinden.

Auf den folgenden Seiten wird deutlich werden, daß es von Grund auf falsch ist, das Wissen höher zu bewerten als unsere Überzeugungen und Empfindungen. Dank seiner Doppelnatur als Sitz der Gefühle und als mechanische Pumpe ist das Herz ein anschauliches Beispiel dafür. Ich glaube, daß die gegenwärtige Epidemie von Herzkrankheiten nicht nur auf hohe Cholesterinwerte und Bewegungsmangel zurückzuführen ist, sondern auch auf unterdrückte Gefühle und die Vernachlässigung der Intuition.

Seit Menschengedenken gilt das Herz als Symbol für Poesie und Spiritualität. Unsere Gesellschaft mißt diesen Qualitäten immer weniger Bedeutung bei, und ein Teil des Preises, den wir für diese Abwertung gezahlt haben, besteht in der Zunahme von Herzkrankheiten. Die beiden wichtigsten Risikofaktoren für einen Erstinfarkt bei Männern unter 50 Jahren überraschen nicht: Unzufriedenheit am Arbeitsplatz und ein allgemeines Gefühl des Unglücklichseins. Ich bin davon überzeugt, daß eine Vorbeugung oder Rückbildung der koronaren Herzkrankheit durchaus möglich ist. Dazu müssen wir nur unseren inneren Ratgeber wiederentdecken, die kraftvolle Verbindung zwischen Geist, Körper und Gefühlen wiederherstellen und unser Leben so verändern, wie ich es in den folgenden Kapiteln vorschlage.

IHR PERSÖNLICHES HERZENSVERHÄLTNIS

Warum ich dieses Buch geschrieben habe, ist schon zur Sprache gekommen. Vermutlich gibt es auch ganz bestimmte Gründe, weshalb Sie etwas über die koronare Herzkrankheit lesen möchten. Vielleicht hatten Sie oder jemand, der Ihnen nahesteht, vor kurzem einen Herzinfarkt, und Sie möchten jetzt so viel wie möglich über das Herz erfahren. Oder Sie haben einen Punkt in Ihrem Leben erreicht, an dem Herzprobleme wahrscheinlicher werden, und Sie möchten besser auf sich achtgeben. Vielleicht möchten Sie aber auch einfach mehr über den Ansatz, Geist und Körper als Einheit zu verstehen, und seine Auswirkungen auf diesen wichtigen Bereich der Gesundheit erfahren.

Sie möchten Ihr Herz schützen, indem Sie eine aktivere Rolle im Umgang mit Ihrer Gesundheit übernehmen. Sie möchten Ihrem Arzt mehr Fragen stellen, neue Medikamente ausprobieren oder andere absetzen. Möglicherweise möchten Sie auch alternative Heilmethoden ausprobieren. Dieser Wunsch, die Verantwortung für Ihre Gesundheit zu übernehmen, ist wichtig und hat weitreichende Folgen. Wie Dr. Bernie Siegel in seinem Buch »Love, Medicine, and Miracles« (Liebe, Medizin und Wunder) gezeigt hat, werden aktiv engagierte Patienten rascher gesund.

Aus welchen besonderen Gründen Sie dieses Buch auch lesen – es ist unwahrscheinlich, daß Sie noch überhaupt nichts über das Thema wissen. Wahrscheinlich sind Ihnen einige der wichtigsten Fakten über Herzkrankheiten schon geläufig:

- Sie wissen vielleicht, daß die Anzahl der tödlichen Herzinfarkte – trotz der am Anfang dieses Kapitels erwähnten deprimierenden Statistik der Herz-Kreislauf-Erkrankungen – in den letzten zehn Jahren abgenommen hat. Interessiert es Sie, worauf diese positive Entwicklung zurückzuführen ist und welche Konsequenzen sich daraus für Sie ergeben?

• Vielleicht haben Sie auch gehört, daß sich eine Herzkrankheit durch Veränderung der Ernährungsweise und des Lebensstils zurückbilden läßt. Wollen Sie mehr über diese Möglichkeit erfahren?

Als Einstieg in das Thema der koronaren Herzerkrankung möchte ich mich näher mit diesen beiden Aspekten befassen.

HERZKRANKHEITEN – EINE BESTANDSAUFNAHME

Herzinfarkte und Herz-Kreislauf-Erkrankungen sind in den USA die häufigste Todesursache, aber es wäre verfehlt, das Problem auf dieses Land zu beschränken. Es ist viel darüber geschrieben worden, daß Ernährung und Lebensstil der Amerikaner sich schädlich auf Herz und Kreislauf auswirken. Menschen in anderen Teilen der Welt sind diese Plagen erspart geblieben – vielleicht, weil sie naturnäher gelebt haben und ihre Herzen deshalb »reiner« blieben als die der Angehörigen der stärker industrialisierten Nationen. Seit sich jedoch der in den USA und in anderen westlichen Ländern übliche Lebensstil immer weiter ausbreitete – und der technische Fortschritt hat diese Entwicklung stark beschleunigt –, entwickeln sich die Herzkrankheiten zu einer globalen Geißel. In Indien zum Beispiel gehören Herzkrankheiten heute zu den wichtigsten Todesursachen.

Das Problem der koronaren Herzkrankheit ist also

nicht mehr auf eine bestimmte Bevölkerungsgruppe oder ein bestimmtes Land beschränkt. Es ist ein Problem der modernen Zivilisation im weitesten Sinne.

Als wäre diese epidemieartige Ausbreitung der Herzkrankheiten nicht kompliziert genug, gesellt sich dazu der scheinbare Widerspruch, daß die Anzahl der tödlichen Herzinfarkte in den USA in den letzten zehn Jahren zurückgegangen ist. Gewiß eine ermutigende Nachricht, die jedoch einer Erklärung bedarf. Im Prinzip läßt sich dieser Rückgang zum einen auf technische Neuerungen in der medizinischen Behandlung und zum anderen auf die Einführung sehr wirksamer neuer Medikamente zurückführen.

Auf diese Neuerungen werden wir ausführlicher im sechsten Kapitel (»Die koronare Herzkrankheit – Formen und Behandlungsansätze«) eingehen. Ein wichtiger Punkt muß jedoch bereits an dieser Stelle angesprochen werden. Obwohl die Herzkatheter-Untersuchungen, Ballondilatation, Bypass-Operationen und Medikamente zahlreichen Menschen das Leben gerettet haben, sind sie doch keine echte Lösung für das Problem der koronaren Herzerkrankung. Wie Dr. Dean Ornish, Autor des bemerkenswerten Buches »Revolution in der Herztherapie« erklärt, können solche invasiven, das heißt in den Körper eindringenden, Maßnahmen das Fortschreiten der Erkrankung im Endstadium lediglich unterbrechen. Es gibt keine Garantie dafür, daß die Probleme nicht erneut auftreten – im Gegenteil, das ist fast immer der Fall.

Dieses Buch zeigt Wege auf, wie das Problem bereits in den Anfangsstadien gelöst oder wie erreicht werden kann, daß der körperliche Eingriff für den Patienten weniger traumatisch ist. Der statistische Rückgang der Todesfälle ist trügerisch. Zwar werden mehr Menschen vor dem Tod gerettet. »Gerettet werden« ist zwar besser als

Sterben, stellt aber keine wirkliche Lösung des Problems dar. Wenn viele Menschen vor dem Tod durch Ertrinken gerettet würden, weil man bessere Schwimmwesten entwickelt hat, wären wir für die geretteten Leben dankbar. Noch besser wäre es jedoch, wenn die Menschen gar nicht erst ins Wasser fielen.

WIE DAS HERZ GESUNDEN KANN

Es ist überzeugend dargelegt worden, daß sich die koronare Herzkrankheit durch Veränderungen in Ernährung und Lebensstil tatsächlich zurückbilden kann. Dieses Faktum ist von außerordentlicher Bedeutung und wirkt sich auf alle Gesundheitsaspekte aus. Als Dean Ornish diese Möglichkeit in seinem Buch ansprach, wurde es landesweit zu einem Bestseller mit Millionen von Lesern. Aber trotz seines Erfolgs bezweifle ich, daß die Tragweite des Durchbruchs, den dieses Buch darstellte, ausreichend verstanden worden ist.

Wenn Sie das Ziel der Medizin in einem Satz zusammenfassen müßten, würden Sie vielleicht etwas Ähnliches sagen wie »Krankheiten zu heilen«. Das Wort »heilen« wird jedoch in der modernen medizinischen Ausbildung – wenn überhaupt – sehr selten gebraucht. Hier geht es eher darum, eine Krankheit genau zu diagnostizieren und zu behandeln, als sie zu heilen. Die künftigen Ärzte werden darin ausgebildet, den komplizierten Verlauf einer Krankheit zu verstehen und dann in diesen Prozeß auf die eine oder andere Weise einzugreifen. Rückbildung bedeutet aber, daß der Krankheitsprozeß nicht nur einfach gestoppt wird, sondern daß es möglich ist, die Physiologie des Patienten zu erneuern, so als hätte die Krankheit niemals einen Schaden angerichtet.

Es ist auch eine Grundlage der vedischen Philosophie, daß nichts in der Natur jemals endgültig ist. Nichts ist von Dauer, nichts ist für die Ewigkeit geschaffen, und gewiß gibt es keine endgültige Zerstörung. Im folgenden Kapitel werden wir diese Sichtweise auf die koronare Herzkrankheit anwenden und die sich daraus ergebenen aufregenden Möglichkeiten erforschen.

2 ANSICHTEN ÜBER DAS HERZ

Wenn ich sage, daß die westliche Medizin auf einer grundlegend materialistischen Vorstellung vom menschlichen Körper basiert, möchte ich damit nicht die Leistung westlicher Ärzte abwerten. Sehr häufig, besonders bei akuten Erkrankungen, ist dieser Ansatz äußerst erfolgreich. Wenn sich jemand ein Bein bricht, wenn eine Blinddarmoperation oder eine MRT (Magnetresonanztomographie) zur Untersuchung eines Tumors nötig ist, garantiert die westliche Medizin eine rasche und wirksame Versorgung.

Weniger erfolgreich ist sie allerdings bei der Vorbeugung oder Behandlung von chronischen Krankheiten. Hier läßt sich die Verbindung zwischen unserer Gesundheit und unserer Art zu leben nicht mehr ignorieren. Sobald es sich um chronische Beschwerden wie die koronare Herzkrankheit handelt, kann ein Arzt die Gedanken und Gefühle des Patienten nicht länger aus dem Behandlungsprogramm ausklammern. Die Geist-Körper-Medizin des Ayurveda betrachtet eine solche Trennung sogar als grundsätzlichen Irrtum.

Es gibt sicher keine andere Erkrankung, bei der die Verbindung zwischen Körper und Geist derart gut belegt ist wie bei der koronaren Herzkrankheit. So weisen 40 Prozent aller KHK-Patienten die klinischen Merkmale einer ausgeprägten Depression auf. Der Grund dafür liegt auf der Hand: Wenn Menschen unglücklich sind, werden sie krank. Wenn sie Kummer im Herzen tragen, werden sie tatsächlich herzkrank.

Bei den Ursachen, die zu einer koronaren Herzkrankheit führen, sind Gedanken, Gefühle und biologische Faktoren aufs engste miteinander verflochten. Untersuchungen haben gezeigt, daß klinisch depressive Menschen über 55 Jahre eine vierfach höhere Sterblichkeit aufweisen als die Nichtdepressiven. 63 Prozent dieser Todesfälle sind auf eine Herzkrankheit oder einen Schlaganfall zurückzuführen. Herzpatienten mit einer Depression vernachlässigen häufig die Einnahme ihrer Medikamente; vielleicht, weil sie es als willkommene Gelegenheit zum Selbstmord betrachten.

Unsere Gedanken, Gefühle und spirituellen Ziele wirken auf jeden Teil unseres Körpers – und erschaffen ihn sogar. Wir wissen heute, daß Gefühle im gesamten Körper chemische Prozesse auslösen. Wie Biofeedback-Untersuchungen zeigen, lassen sich selbst einzelne Neuronen und Zellen durch ein trainiertes und konzentriertes Bewußtsein beeinflussen.

DAS HERZ ALS PUMPE

Am Ende dieses Kapitels werden wir das Herz – und damit den ganzen Körper – aus der quantenmechanischen Perspektive betrachten. Diese Sicht überwindet die strikte Trennung zwischen Materie und Energie. Sie stützt sich sowohl auf die bahnbrechenden Erkenntnisse der Physik am Anfang dieses Jahrhunderts als auch auf die Traditionen der vedischen Medizin, die mehrere tausend Jahre alt sind.

Als ersten Schritt auf dem Weg zu einer quantenmechanischen Sichtweise müssen wir zunächst die Funk-

DAS HERZ DES MENSCHEN

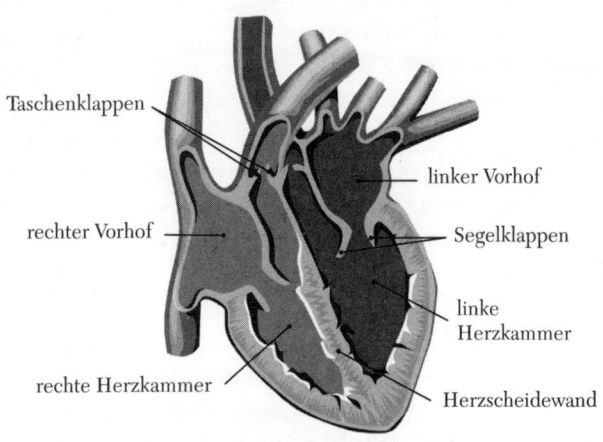

Taschenklappen

linker Vorhof

rechter Vorhof

Segelklappen

linke
Herzkammer

rechte Herzkammer

Herzscheidewand

Frontalschnitt

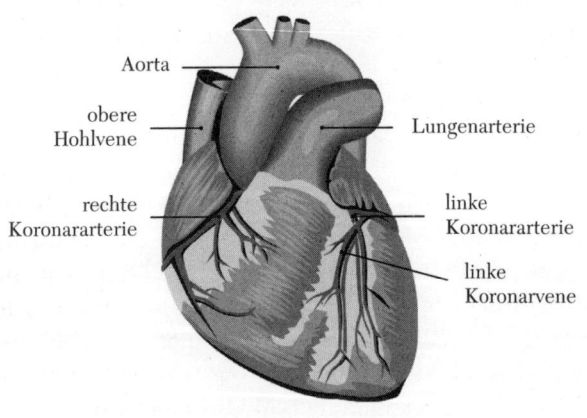

Aorta

obere
Hohlvene

Lungenarterie

rechte
Koronararterie

linke
Koronararterie

linke
Koronarvene

Vorderansicht mit Kranzgefäßen

tionsweise des Herzens als Körperorgan verstehen. Dabei befassen wir uns auch mit den speziellen Herzerkrankungen, die Thema dieses Buches sind.

Wir kennen das Herz als Einzelorgan. In einigen wichtigen Punkten gleicht es aber paarig angelegten Körperorganen wie den Nieren oder den Lungenflügeln. Die rechte und die linke Herzhälfte, die durch eine Scheidewand getrennt sind, haben unterschiedliche Aufgaben und Fähigkeiten. Die rechte Herzhälfte nimmt das sauerstoffarme Blut aus den gesamten Körpergeweben auf. Dann pumpt sie dieses verbrauchte Blut über die verhältnismäßig kurze Entfernung zur Lunge, wo das Blut mit frischem Sauerstoff angereichert wird. Das Blut kehrt nun zum Herzen zurück – jedoch dieses Mal in die linke Hälfte, von wo aus das sauerstoffreiche Blut in den Körper zurückgeleitet wird. Dort versorgt es die Gewebe mit Sauerstoff und Nährstoffen.

Beide Herzhälften besitzen jeweils einen oberen und einen unteren Hohlraum. Im oberen Teil liegen der rechte und der linke Vorhof, sie nehmen das Blut auf. Die unteren Hohlräume, die rechte und die linke Kammer, pressen das Blut weiter und pumpen es in den ganzen Körper. Im oberen Teil des rechten Vorhofs befindet sich eine kleine Anhäufung aus speziellem Herzmuskelgewebe, der sogenannte Sinusknoten. Dieses Gewebe arbeitet als fein abgestimmte Energiequelle, als natürlicher Schrittmacher. Hier entstehen elektrische Reize, die das rhythmische Schlagen des Herzmuskels steuern. Der Sinusknoten ist das »Gehirn« des Herzens, Zentrum und Ursprung seiner Reizleitungsenergie. Das Herz selbst ist mit einem Körper innerhalb des Körpers vergleichbar: Wie der größere Körper ist es in Quadranten eingeteilt, wobei die linke Seite muskelstärker ist als die rechte. Und wie beim Körper befindet sich das Gehirn oben.

Es liegt zweifellos eine gewisse Ironie darin, daß das Blut, das den Herzmuskel durchströmt, nichts zu seiner Versorgung mit Nährstoffen beiträgt. Wie ein Bankkassierer, durch dessen Hände riesige Summen gehen, der aber selbst nur ein vergleichsweise geringes Gehalt bezieht, wird der Herzmuskel von einem Gefäßsystem ernährt, das dieses Organ wie ein Kranz umgibt: die Herzkranzgefäße (Koronargefäße). Das Überleben des Herzens – und damit auch seines Besitzers – hängt von diesen Herzkranzgefäßen ab.

Ursache der meisten Herzinfarkte ist die Arteriosklerose, das heißt der Verschluß der Herzkranzgefäße. Zwar können auch viele andere Ursachen zu Herzproblemen führen, aber Thema dieses Buches sind Entstehung, Vorbeugung und Rückbildung der Arteriosklerose.

WIE ENTSTEHT DIE KORONARE HERZKRANKHEIT?

Die koronare Herzkrankheit beginnt mit Reizungen oder Aufbrüchen der zarten Gefäßinnenwand der Arterien. Zwar ist noch nicht vollständig geklärt, was eine solche Schädigung bewirkt, als Entstehungsbedingungen spielen jedoch erhöhte Blutfettwerte, ein erhöhter Cholesterinwert sowie Rauchen und hoher Blutdruck eine Rolle. Sind die Gefäßwände erst einmal geschädigt, lagern sich Blutplättchen, Kalk und Cholesterin an der entsprechenden Stelle an. Im Laufe der Zeit bilden sich dicke Ablagerungen (Plaques), die den Blutdurchfluß hemmen und die Sauerstoffversorgung des Herzmuskels beeinträchtigen. Wenn sich Teile dieser Ablagerungen lösen und in den Blutstrom gelangen, entstehen daraus Blutgerinnsel, die das verengte Blutgefäß verstopfen und die gesamte

Blutzufuhr unterbrechen. Dann kommt es zum Herzinfarkt. Die lebenswichtige Sauerstoffversorgung eines
Herzmuskelbereichs ist unterbrochen, wodurch der be-
troffene Bezirk abstirbt – was häufig auch zum Tod des
Patienten führt.

Die deutsche Krankenhausdiagnosestatistik weist für
1995 rund 774000 Behandlungsfälle wegen Durchblu-
tungsstörungen im Herzen, sogenannter ischämischer
Herzkrankheiten, aus. 183736 Menschen starben, rund
47 Prozent davon an Herzinfarkt. 1994 betrugen die Kosten
der Rehabilitationsmaßnahmen für Herzinfarkt-Patienten
5,74 Milliarden D-Mark. 1995 wurden 2,5 Prozent der
Renten wegen verminderter Erwerbsfähigkeit bei Frauen
mit ischämischen Herzkrankheiten begründet; bei den
Männern waren es fast 8 Prozent. Die koronare Herzkrankheit stellt also in klinischer, emotionaler und finan-
zieller Hinsicht eine außerordentliche Belastung für unsere Gesellschaft dar.

Der oben beschriebene Entstehungsmechanismus der
Arteriosklerose kann als Metapher für die ayurvedische
Sicht aller Krankheitsprozesse verstanden werden. Der
Ayurveda vergleicht den gesunden menschlichen Körper
mit einem ungehindert dahinfließenden Strom. Ebenso
wie ein Strom von unzähligen Zuflüssen gespeist wird,
nimmt unser Körper in jedem Augenblick große Mengen
an Information und Energie auf. Einiges davon – Nahrung, Wasser oder Medikamente – begegnet uns ganz
konkret in materieller Form. Aber wir nehmen auch Bil-
der, Klänge und unzählige Empfindungen in uns auf, die
mit materiellen Begriffen nicht zu fassen sind. Die aufge-
nommenen Informationen »nähren« uns entweder – wie
ein klarer Bergbach, der einen größeren Fluß speist –,
oder sie schädigen den Körper. Wie Schlamm und
Schmutz einen Fluß in seinem Lauf hemmen oder ganz

aufhalten, entstehen Krankheiten, wenn der Körper die
anfallenden Giftstoffe nicht mehr bewältigen kann. An
die Stelle der Strömung tritt Stillstand. Der gesunde
Kreislauf wird durch Ablagerungen behindert. Bei der
koronaren Herzkrankheit geschieht genau dies. Nur wenige Krankheiten veranschaulichen den plötzlich unterbrochenen Fluß der Lebenskraft in derart deutlicher
Weise. Die Entwicklung der koronaren Herzkrankheit bedeutet den Verlust der natürlichen Harmonie, die einen
gesunden Körper, Fluß, Regenwald, Kontinent und selbst
den gesamten Kosmos auszeichnet.

Gefällt Ihnen der Gedanke, Ihr Körper sei ein dynami-
scher Strom der Intelligenz? Oder hängen Sie an der Vorstellung, der Mensch sei wie eine Statue, weitgehend gebunden in den Grenzen von Raum und Zeit? Das ist nicht
nur eine philosophische Frage. Nach ayurvedischer Auffassung entsteht die Wirklichkeit aus dem Bewußtsein.
Die Art und Weise, wie Sie sich in diesem Augenblick sehen, beeinflußt unmittelbar, wer Sie sind – bis hinein in
jede einzelne Zelle. Indem Sie Ihr Selbstbild heute ändern, können Sie bestimmen, was Sie morgen und für den
Rest Ihres Lebens sein werden.

Gute Gesundheit beginnt damit, daß Sie sich der Intelligenz bewußt sind, die nicht nur Ihren physischen Körper, sondern auch die Welt um Sie herum steuert. Sie
spüren diese Intelligenz im Atem, in der Verdauung, in
der Kraft Ihrer Muskeln und natürlich in Ihrem Herzschlag. Im Laufe der Zeit haben Sie vielleicht den Kon-
takt zu diesem inneren Bewußtsein verloren. Der erste
Schritt auf dem Weg zur Rückbildung der Krankheit
besteht darin, dieses Bewußtsein wiederzuerlangen. Im
letzten Teil dieses Buches werden Sie ayurvedische Techniken kennenlernen, die Ihnen den Weg zu Ihrem Bewußtsein weisen.

WIE WICHTIG SIND DIE RISIKOFAKTOREN?

Die Risikofaktoren herauszufiltern, die einen Menschen für die koronare Herzkrankheit anfällig machen, und diese Gefährdungen dann abzubauen oder auszuschalten, ist natürlich eine einleuchtende Methode, um der Krankheit vorzubeugen. Wie ich als Medizinstudent gelernt habe, gibt es folgende Risikofaktoren: Rauchen, einen hohen Cholesterinspiegel, Übergewicht, eine ererbte Veranlagung, hohen Blutdruck sowie das Verhaltensmuster der Typ-A-Persönlichkeit, die extrem wettbewerbsorientiert ist und ständig unter Streß steht. Obwohl die ursprüngliche Beschreibung des Typ-A-Verhaltens mittlerweile in Mißkredit geraten ist, zeigt sie nach wie vor bestimmte Warnsignale für die koronare Herzkrankheit, mit denen wir uns in den folgenden Kapiteln näher befassen werden. Ein weiterer, erst kürzlich entdeckter Risikofaktor, der heute große Beachtung findet, ist das im Blut enthaltene Homozystein, eine aus tierischem Eiweiß gebildete Aminosäure. Darauf werde ich im fünften Kapitel (»Risikofaktoren – was das Herz krank macht«) noch näher eingehen. Festzuhalten bleibt, daß bei 25 Prozent aller Patienten, die erstmals einen Herzinfarkt erleiden, keiner der bekannten Risikofaktoren eine Rolle spielt – was der Aussagekraft solcher Analysen Grenzen setzt.

Die vorbeugende Behandlung der koronaren Herzkrankheit durch eine Kontrolle der Risikofaktoren ist sehr komplex und wird durch mehrere wichtige Studien noch widersprüchlicher. In Framingham, Massachusetts, läuft seit über 40 Jahren eine sorgfältig ausgewertete Untersuchung über Herzkrankheiten. Einige Ergebnisse erscheinen eindeutig, insbesondere die Daten bezüglich des Cholesterinspiegels im Blut. Das Risiko, eine koronare Herzkrankheit zu entwickeln, steht in direktem Verhältnis

zur Höhe des Cholesterinwerts. Bei Personen, die zu Beginn der Studie einen hohen Cholesterinspiegel aufwiesen,
bestand eine sehr viel höhere Wahrscheinlichkeit, später
eine koronare Herzkrankheit zu entwickeln. Im Gegensatz
dazu trat bei den 5000 Männern in der Studie, deren Cholesterinwerte unter 150 mg/dl (Milligramm pro Deziliter)
lagen, in einem Zeitraum von über 25 Jahren kein einziger
Herzinfarkt und auch keine andere tödlich verlaufende
Herzkrankheit auf. Eine weitere wichtige Untersuchung
wurde von Dr. Larry Scherwitz von der University of California in San Francisco durchgeführt. Diese Studie, bekannt als »Multiple Risk Factor Intervention Trial«, ergab,
daß Männer im Alter zwischen 35 und 57 Jahren mit Cholesterinwerten von über 300 mg/dl eine vierfach höhere
Sterblichkeit durch koronare Herzkrankheiten aufwiesen
als Männer mit Cholesterinwerten unter 180 mg/dl.

Aufgrund dieser Informationen scheint der nächste
Schritt naheliegend. Die Menschen sollten auf jede nur
mögliche Weise ihren Cholesterinspiegel senken, insbesondere das LDL – Low Density Lipoproteine (also Fetteiweißkörper von geringer Dichte) – im allgemeinen
Sprachgebrauch »schlechtes« oder »böses« Cholesterin
genannt, weil es Cholesterin auch an den Innenwänden
der Blutgefäße ablagert. Im Gegensatz dazu kann HDL –
High Density Lipoproteine (Fetteiweißkörper mit der
höchsten Dichte) – abgelagertes Cholesterin wieder aus
den Zellen abtransportieren und gilt deshalb als »gutes«
Cholesterin. Es erscheint also nur folgerichtig, den Menschen zu empfehlen, auch andere Risikofaktoren wie
Rauchen und eine fettreiche Ernährung zu meiden. Doch
ist der Widerspruch zwischen dem Bemühen, die Risikofaktoren festzustellen und sie dann tatsächlich auch unter
Kontrolle zu halten, größer als vermutet. Personen, die in
der Framingham-Studie ihre Risikofaktoren unter stren-

ger Überwachung ausschalteten, zeigten nur einen geringfügigen Rückgang der Herzkrankheiten und einen allgemeinen Anstieg der Sterblichkeit.

Bei den Recherchen zu meinem Buch »Die Körperzeit« stieß ich auf eine ähnliche Studie, die in Finnland durchgeführt worden war. Die Herzinfarktquote in diesem Land gehört zu den höchsten weltweit. Die Untersuchung konzentrierte sich auf zwei Gruppen höherer Angestellter, bei denen einer oder mehrere der klassischen Risikofaktoren vorlagen: Übergewicht, Bluthochdruck, erhöhter Cholesterinspiegel und starkes Rauchen. Die eine Hälfte der Männer unterzog sich einem intensiven Fünfjahresprogramm mit vorgeschriebener Ernährung und sorgfältiger Überwachung ihres Gesundheitszustands. Die andere Gruppe war – mit Ausnahme regelmäßiger Untersuchungen – vollkommen sich selbst überlassen.

Überraschenderweise lag die Sterblichkeit – bei unterschiedlichen Todesursachen – in der »gesund lebenden« Gruppe während des fünfjährigen Untersuchungszeitraums beträchtlich höher; darüber hinaus gab es doppelt so viele tödlich verlaufende Herzinfarkte. Die positiven Auswirkungen der cholesterinarmen Ernährung und anderer Verhaltensänderungen wurden offenbar durch den damit verbundenen Streß mehr als wettgemacht.

Nach ayurvedischer Auffassung existieren wir auf verschiedenen Ebenen: der körperlichen, geistigen, emotionalen und spirituellen. Wenn ein Mensch beschließt, sein Leben zu ändern, geschieht das nicht selten aus Angst. Von den möglichen Auswirkungen haben wir gerade gehört. Eine Veränderung kann aber auch einen spirituellen Grund haben, sie erfolgt dann aus *Inspiration*, nicht aus Furcht. Diese Unterscheidung ist äußerst wichtig. Positiv motivierte Änderungen des Lebensstils zeigen mit weitaus größerer Wahrscheinlichkeit positive Ergebnisse.

Robert, einer meiner Patienten, Ende 30, war in seiner Jugend ein hervorragender Sportler gewesen. Jetzt war er allerdings ziemlich übergewichtig geworden. Er hatte sich vorgenommen, regelmäßig zu joggen, und wollte sich vorher ärztlich untersuchen lassen.

»Weshalb wollen Sie ein Läufer werden?« fragte ich ihn.

»Um abzunehmen«, antwortete Robert.

»Klar, aber warum wollen Sie abnehmen?«

Von meiner Frage überrascht, erklärte Robert, daß sein Chef ihm mit der Kündigung gedroht habe. Er hatte gesagt, Robert sei zu dick geworden und verkörpere damit das Firmenimage nicht mehr in angemessener Weise.

Ich setzte ihm auseinander, daß dies ein fragwürdiger Grund für ein Laufprogramm wäre. Da Robert das Joggen notgedrungen als Zwang empfinden mußte, erschien es mir angesichts seiner derzeitigen Verfassung sogar gefährlich. Unter psychologischen wie unter biologischen Gesichtspunkten war es für ihn vermutlich besser, seinen gegenwärtigen Lebensstil beizubehalten.

Zu meinem Erstaunen bemerkte ich daraufhin einen Anflug von Enttäuschung auf dem Gesicht meines Patienten. »Vielleicht habe ich mich nicht klar genug ausgedrückt«, fuhr ich fort. »Ich will damit nur sagen, daß Sie sich nicht ein derart anstrengendes Übungsprogramm auferlegen sollten. Sie können Ihrem Chef sogar sagen, daß Ihr Arzt Ihnen davon abgeraten hat.«

Das Gespräch war bald zu Ende. Ich sah Robert einige Jahre nicht wieder, bis wir uns eines Tages auf der Straße begegneten. Er hatte mindestens 15 Kilo abgenommen und war kaum wiederzuerkennen. Als ich eine Bemerkung darüber machte, erzählte er, daß er inzwischen ein erfahrener Langstreckenläufer wäre.

»Sie haben meinen Rat also nicht befolgt«, meinte ich. »Ihr Chef ist sicher sehr zufrieden mit Ihnen.«

»O doch, ich habe mich an Ihren Rat gehalten,« entgegnete er lachend, »und deshalb wurde ich auch entlassen. Da habe ich angefangen zu laufen, nicht, um meinen Job zu retten, sondern um zu dem Gefühl zurückzufinden, das ich als Kind hatte. Damals konnte ich stundenlang Sport treiben, ohne müde zu werden. Diese Augenblicke gehörten zu den glücklichsten in meinem Leben, und jetzt kann ich diese Gefühle wieder genießen. Bei dem Gespräch damals in Ihrer Praxis hatte ich wirklich den dringenden Wunsch zu laufen, aber heute bin ich froh, daß Sie mich davon abgehalten haben. Ich hätte es aus den falschen Gründen getan. Jetzt habe ich eine neue Stelle, und wenn ich ehrlich sein soll – daß ich den alten Job verloren habe, war mit das Beste, was mir je passiert ist.«

Wenn sich Veränderungen nicht aus äußeren Zwängen, sondern aus der inneren Erfahrung der Freude ergeben, sind die Ergebnisse durchweg positiv. Es liegt in unserer Natur, nach Freude zu streben und Schmerz zu vermeiden. Alles, was wir tun, um etwas zu vermeiden, wird schon bald zur Qual. Die Erfahrung von Freude dagegen stärkt die Motivation zur Wiederholung. Die aus dem Inneren sprudelnde spirituelle Freude findet ihre Belohnung in sich selbst.

DIE QUANTENMECHANISCHE PERSPEKTIVE

Wie wir gesehen haben, führt das Ausschalten der Risikofaktoren nur begrenzt zum Erfolg. Die koronare Herzkrankheit ist eben nicht einfach nur ein chemisches oder biologisches Problem. Wir müssen nach einer ganzheitlichen Lösung suchen und dabei auch die emotionalen und spirituellen Elemente mit einbeziehen.

Welche Folgen hat es, wenn wir den Leuten sagen, sie sollen mit dem Rauchen aufhören, weil sie sonst vielleicht einen Herzinfarkt bekommen? Wenn sie ihren Cholesterinspiegel nicht senken, werden ihre Blutgefäße unweigerlich verstopft? Wenn sie nicht kräftig abnehmen, fallen sie höchstwahrscheinlich tot um? Ganz einfach – die Risikofaktoren werden sinken, aber der Angstpegel wird erheblich steigen. Und Angst erzeugt Streß, der wiederum eine große Rolle bei den Herzkrankheiten spielt.

Um den ayurvedischen Behandlungsansatz bei der koronaren Herzkrankheit zu verstehen, ist es wichtig, die ayurvedische Vorstellung vom Wesen des Menschen und seinem Platz im Universum zu begreifen. Ich verwende dabei häufig den Begriff des quantenmechanischen Körpers. Dieses Konzept stützt sich gleichermaßen auf Gedanken der modernen Physik und auf Einsichten der traditionellen indischen Medizin.

Der quantenmechanische Körper besteht aus drei Aspekten. Der Ayurveda nennt sie den physischen, den feinstofflichen Körper und den Kausalkörper. Wenn man den Computer zum Vergleich heranzieht, entsprechen die drei Aspekte dem ausgedruckten Text, der Software und der Anwendung durch uns selbst. Die an Raum und Zeit gebundene Materie und Energie sind die Bestandteile unseres physischen Körpers. Er beginnt mit der Empfängnis und endet mit dem Tod, wenn sich seine Atome und Moleküle auflösen. Tatsächlich aber löst sich der physische Körper ununterbrochen auf, da seine Atome und Moleküle laufend ausgetauscht werden. Wir erneuern uns im wahrsten Sinne des Wortes alle sieben Jahre: Obwohl unsere äußere Form vielleicht mehr oder weniger gleich geblieben ist, war nicht ein einziges Atom in unserem Körper vor zehn Jahren schon vorhanden.

Während also der physische Körper sich auch im Laufe

eines Lebens viele Male erneuert, bevor er sich auflöst, bleibt der feinstoffliche Körper noch lange Zeit erhalten, nachdem das körperliche Selbst verschwunden ist. Der feinstoffliche Körper besteht aus Gedanken und Gefühlen, die auch jenseits der materiellen Welt existieren. Beethoven verlor sein Gehör, John Milton verlor sein Augenlicht, aber diese körperlichen Begrenzungen konnten nicht verhindern, daß die »Neunte Symphonie« komponiert und »Paradise Lost« geschrieben wurden. Und wenn Sie Beethovens Musik einmal gehört haben, lebt sie, unabhängig von den Veränderungen Ihres physischen Körpers, in Ihrem Bewußtsein fort.

Bei der Lektüre einer Biographie von Albrecht Dürer, diesem großen deutschen Künstler des ausgehenden fünfzehnten Jahrhunderts, hat mich seine Grabinschrift besonders berührt. Sie lautet: »Was immer an Albrecht Dürer sterblich war, ruht in diesem Grab.« Das bedeutet, Dürers feinstofflicher Körper – die Gedanken, Ideen und Gefühle, die er durch sein Werk und sein Leben vermittelt hat –, sind in der Welt noch immer lebendig.

Jenseits des feinstofflichen Körpers befindet sich der Kausalkörper, eine Einheit von vollkommener Ordnung, die alle Raum-Zeit-Ereignisse umschließt. Er besteht gewissermaßen analog zum genetischen Programm, das das Wesen jedes Menschen strukturiert. Durch die Wechselwirkung mit sich selbst drückt er sich in einer unendlichen Formenvielfalt aus. Der Kausalkörper ist Ursprung der gesamten Schöpfung. Er ist der große Ozean aus Energie und Intelligenz, aus dem alles entsteht und in den alles schließlich wieder zurückkehrt. Er ist raumlos, zeitlos und ohne Dimensionen. Er ist Subjekt und Objekt zugleich. In jedem Augenblick ist er zugleich der Erkennende, der Prozeß des Erkennens und das Objekt der Erkenntnis. Es ist schwierig, das Wesen des Kausalkör-

pers in der Alltagssprache zu beschreiben. Zwei Ausdrucksformen gelingt es annähernd, seine wahre Natur zu
erfassen. Das eine ist große Dichtung, besonders die klassischen vedischen Texte, wie die »Upanishaden«. Das andere sind die eleganten mathematischen Gleichungen der
modernen Physik. Sie beschreiben eine Wirklichkeit, die
die Grenzen unserer alltäglichen Gedanken und Sinnes-
eindrücke überschreitet.

Der Ayurveda betrachtet die gesamte Schöpfung als
riesiges Netz aus Energie und Information – ein unteilba-
res, dynamisches Ganzes, dauernd im Fluß, ständig im
Wandel begriffen. Jeder Teil wirkt auf alle anderen ein,
und selbst die geringsten Ereignisse beeinflussen das
Ganze. Das Herz ist nicht nur eine Pumpe, deren Funk-
tion davon abhängt, ob sie genügend Treibstoff bekommt.
Jeder Aspekt Ihres Lebens betrifft auch Ihr Herz, von der
Temperatur des Raums, in dem Sie sich befinden bis zu
den Gedanken, die Ihnen gerade durch den Kopf gehen.
Der Zustand Ihres Herzens bestimmt auch, wer Sie sind;
und wer Sie sind, beeinflußt wiederum den Zustand Ihres
Herzens. Es sollte deutlich geworden sein, daß ein echtes
Bewußtsein des eigenen Selbst lebenswichtig ist. Wir
brauchen es, um das Herz gesund zu erhalten, um eine
Herzkrankheit im Frühstadium zu erkennen und um den
Krankheitsprozeß zurückzubilden.

Es ist inspirierend – vielleicht sogar aufregend –, Herzkrankheiten aus einer derart umfassenden Perspektive zu
sehen. Während Sie neue Möglichkeiten entdecken, das
Herz zu heilen, finden Sie hoffentlich auch zu einem neuen
Verständnis Ihres eigenen Wesens – was für ein Mensch Sie
jetzt sind und was für ein Mensch Sie werden können.

Im nächsten Kapitel werden wir uns mit einigen ayurvedischen Prinzipien befassen, durch die wir zu dieser
tiefgreifenden Selbsterkenntnis kommen können.

3 SICH SELBST KENNENLERNEN

Kleine Kinder besitzen ein nahezu fotografisches Gedächtnis, besonders für Namen und Gesichter. Ein vierjähriges Kind kann sich zum Beispiel an einen Menschen erinnern, den es vielleicht ein Jahr zuvor oder länger nur einmal getroffen hat, auch wenn seine Eltern diese Begegnung vergessen haben.

Bis zu einem gewissen Grad könnte das daran liegen, daß ein Kind noch nicht so viele Erinnerungen speichern muß wie ein Erwachsener. Vielleicht sehen Kinder aber auch einfach deutlicher, was ihnen unter die Augen kommt. Was sie sehen, trifft auf ein Bewußtsein, das noch relativ unbelastet ist durch Assoziationen aus der Vergangenheit oder Erwartungen an die Zukunft. Kinder sehen deshalb die Dinge so, wie sie sind. Sie registrieren den Namen, die Stimme und das Gesicht jedes Menschen in seiner Einzigartigkeit.

Das Gesicht jedes Menschen ist tatsächlich einzigartig. Mit Ausnahme eineiiger Zwillinge gleicht kein Mensch einem anderen aufs Haar. Das erscheint fast unglaublich – man könnte annehmen, die Zahl der möglichen Variationen sei durch die Anzahl der menschlichen Gesichtszüge begrenzt. Und doch gleicht seit Anbeginn der Geschichte kein menschliches Lebewesen einem anderen.

Menschliche Gesichter sind wie Schneeflocken. Es gibt keine zwei identischen. Aus ayurvedischer Sicht gilt das auch für alle anderen Aspekte unseres Seins, unser

Herz eingeschlossen. Der erste entscheidende Schritt auf
dem Weg zur körperlichen, emotionalen und spirituellen
Gesundheit besteht darin, zu verstehen, in welchen Bereichen wir einzigartig sind und welche Merkmale wir mit
anderen teilen.

Auch für einen Heilkundigen ist die Fähigkeit, individuelle Unterschiede und gemeinsame Gruppenmerkmale zu
erkennen, äußerst wichtig. Wenn eine Musikerin eine So-
nate von Beethoven spielt, schöpft sie dabei instinktiv aus
ihrem gesamten Wissen über die Musik Beethovens und
jedes andere Stück, das sie je gespielt hat. Darüber hinaus
ist sie sich des Instruments, das sie gerade spielt, der
Größe des Konzertsaals und der anderen Musikstücke auf
dem Programm bewußt. Sie weiß, daß jede Aufführung
einzigartig ist, aber sie spürt auch die Notwendigkeit des
größeren Zusammenhangs. Darin liegt die eigentliche Bedeutung eines kreativen Künstlers, ob es nun um wunder-
schöne Musik oder vollkommene Gesundheit geht. Die
Wissenschaft des Heilens arbeitet heute mit MRTs und
DNA-Analysen. Die Kunst des Heilens dagegen verläßt
sich auf die inneren Gaben des Arztes und des Patienten.

WAHRNEHMUNG UND WIRKLICHKEIT

Nehmen wir an, Sie haben sich in den letzten Wochen
sehr müde gefühlt, und Sie wissen nicht, weshalb. Schon
nach einer geringen Anstrengung, beispielsweise wenn
Sie eine Kiste heben oder ein paar Treppenstufen steigen,
sind Sie außer Atem. Sie beschließen, einen Arzt aufzusu-
chen. Da Sie in den letzten Jahren keinen Arzt gebraucht
haben, bitten Sie Familienangehörige oder Freunde um
eine Empfehlung. Schließlich vereinbaren Sie einen Ter-
min für die Untersuchung.

Ihr Arzttermin ist eine von vielen anderen Verpflich-
tungen an diesem Tag. Sobald Sie die Praxis betreten,
möchten Sie den Arzt gleich sehen, werden aber zunächst
gebeten, einen Fragebogen zu Ihrer Krankengeschichte
auszufüllen. Dann sitzen Sie im Wartezimmer und blät-
tern in irgendwelchen Illustrierten. Endlich bittet eine
Arzthelferin Sie in den Untersuchungsraum, und läßt Sie
mit der Bemerkung: »Der Doktor kommt gleich!« allein.
Die Tür schließt sich. Sie setzen sich auf den Rand der
Untersuchungsliege. Diese ist ziemlich hoch, so daß Ihre
Füße den Boden nicht berühren. Sie fühlen sich wie ein
Kind, dessen Füße vom Eßzimmerstuhl herunterbau-
meln. Wieder warten Sie.

Kommt Ihnen das bekannt vor? Wenn es Ihnen wie
den meisten Menschen geht, können Sie vermutlich
spontan aufzählen, welche Gegenstände sich in einem typischen, kärglich eingerichteten Untersuchungszimmer
befinden: eine Waage, ein Behälter mit Papiertüchern,
ein Abfalleimer und einige Fachbücher im Regal.

In diesem Szenario wird aus einem einzigartigen Menschen ein anonymes Mitglied der Gattung Patient. Sie haben Angst, sind frustriert, fühlen sich verloren und in die
Kindheit zurückversetzt – all diese Gefühle erschweren
eine ungestörte Arzt-Patienten-Beziehung. Der Patient
vergißt vielleicht, wichtige Symptome zu erwähnen, oder
kann sich später nur schwer an die Informationen erinnern, die er bekommen hat. Die Anspannung, die er emp-
findet, wirkt sich möglicherweise sogar auf die Vitalzei-
chen wie Herzfrequenz, Blutdruck und Atmung aus.

Die meisten Ärzte stehen unter dem Druck eines
vollen Wartezimmers und dem Zwang, ihre Verwaltungs-
und Personalkosten zu decken. Sie sind daher nur allzu
bereit, den Patienten so rasch wie möglich in eine Reihe
von Zahlen auf einem Diagramm zu verwandeln. In ei-

nem typischen Erstgespräch hört der Arzt dem Patienten
ein paar Minuten lang zu und sagt dann: »Gut. Zuerst
möchte ich ein paar Tests machen.« Mit anderen Worten,
der Arzt glaubt, daß er durch eine Zahl auf einem Blatt
Papier mehr erfährt als von dem Patienten auf der Untersuchungsliege vor ihm. Und oft genug hat er recht, denn
viele Patienten haben die Fähigkeit verloren, auf das zu
hören, was ihr eigener Körper ihnen sagt.

WESTLICHE UND AYURVEDISCHE DIAGNOSE

Diagnostische Untersuchungen dienen dazu, jede Ge-
sundheitsstörung möglichst im einzelnen abzuklären.
Die westliche Medizin legt großen Wert auf eine genaue
und detaillierte Diagnose. Zeigt sich eine Krankheit mit
eindeutigen Beschwerden, nutzt die westliche Medizin
ihre zahlreichen Möglichkeiten, die Erkrankung zu be-
nennen und – so hofft sie – in ihren Verlauf heilend einzugreifen.

In der ayurvedischen Tradition hat das Wort Diagnose
eine ganz andere Bedeutung. Für einen ayurvedischen
Arzt bedeutet Diagnose in erster Linie, den Patienten
kennenzulernen und zu verstehen, und erst dann die
Krankheit. Wenn die wahre Natur des Patienten bekannt
ist – und nur, wenn das der Fall ist –, kann auch die
Krankheit verstanden und an der Wurzel gepackt werden.

Und, was noch wichtiger ist: Ein tiefgreifendes Verständnis des Geist-Körper-Systems kann von vornherein
verhindern, daß vorhandene Ungleichgewichte sich überhaupt jemals zu manifesten Krankheitssymptomen entwickeln. Das halte ich für die höchste Form der Gesund-
heitsvorsorge: Der Patient wird nicht erst dann behandelt,

wenn er erkrankt ist, sondern er wird angeleitet, sich so zu verhalten, daß Krankheiten gar nicht auftreten.

Der ayurvedische Gesundheitsansatz beginnt also mit der Frage »Wer sind Sie?« Das bedeutet mehr als »Wo tut es weh?« oder »An welcher Krankheit leiden Sie?« Es heißt: Woraus besteht Ihr einzigartiges physisches, emotionales und spirituelles Wesen? Auf welche Weise haben sich Energie und Information des Kosmos zu Ihrem Fleisch und Blut verbunden, zu Ihren Hoffnungen und Träumen? Wie wirkt sich das aus – auf Ihre Arbeit, auf Ihre Beziehungen und darauf, was Sie essen, auf die Art, wie Sie auf Streß reagieren und sogar darauf, wann Sie abends schlafen gehen und morgens aufwachen? Was unterscheidet Sie von anderen Menschen, und inwieweit gleichen Sie anderen? Wo liegen Ihre angeborenen Stärken und Schwächen? Nach ayurvedischer Auffassung können alle diese Fragen durch Ihre individuelle Konstitution beantwortet werden – in Form Ihres einzigartigen Geist-Körper-Typs.

DIE DREI DOSHAS: VATA, PITTA UND KAPHA

Der Ayurveda formuliert die Ähnlichkeiten und Unterschiede der Menschen in Form von drei Konstitutionstypen, den sogenannten *Doshas*. Wir werden alle mit einer einzigartigen Anordnung dieser *Doshas* geboren: Sie bestimmen unsere körperliche, geistige und emotionale Persönlichkeit. Ihr Körpertyp beschreibt Ihre biochemische Individualität, Ihre eigene, einzigartige Natur. Den verschiedenen Konstitutionstypen entsprechend gibt es im Ayurveda Vorschläge zur Ernährung, körperlichen Bewegung und zu einer optimalen, individuell abgestimmten Lebensweise, die das Geist-Körper-System im Gleichgewicht hält.

Zwar verändert sich das Verhältnis der für Ihren Konstitutionstyp charakteristischen *Doshas* in gewissem Maß unter dem Einfluß der jeweiligen Lebensumstände, aber die meisten Menschen weisen ein oder zwei aktivere und ein drittes passives *Dosha* auf. Nach ayurvedischer Auffassung ist ein Mensch »im Gleichgewicht«, wenn die gegenwärtige Anordnung der drei *Doshas* der ursprünglichen entspricht oder ihr nahekommt. Führen jedoch Streß oder andere Faktoren dazu, daß wir von dem bei der Geburt festgelegten Balancepunkt abweichen, werden wir körperlich immer anfälliger und seelisch instabiler. Andere Faktoren, durch die wir aus dem Lot geraten können, sind unsere Gewohnheiten – was wir essen und trinken oder wie wir uns entspannen – sowie der Wechsel der Jahreszeiten, innere und äußere Traumata oder erbliche Einflüsse.

Die drei *Doshas* heißen *Vata, Pitta* und *Kapha*.

* Das *Vata-Dosha*
  ist das Bewegungsprinzip; es sorgt für den Antrieb der Körpersysteme. So regelt es beispielsweise die Atmung und den Kreislauf. Aus ayurvedischer Sicht ist *Vata* mit dem Wind verbunden. Es ist ebenso unberechenbar und stets in Bewegung. Ist *Vata* in Ihrer Konstitution vorherrschend, haben Sie vermutlich einen leichten, zarten Körperbau, Ihre Bewegungen sind rasch, ebenso wie Ihre Gedanken und Gefühle in rascher Folge wechseln. Intensität und dauernder Wechsel kennzeichnen auch Ihren Alltag. Befindet sich das Geist-Körper-System eines Menschen mit dominantem *Vata* im Gleichgewicht, ist er lebendig, kreativ und begeisterungsfähig. Nimmt *Vata* jedoch übermäßig zu, leidet er unter Angstzuständen, Schlafstörungen, Hautproblemen und Verdauungsstörungen.

- Das *Pitta-Dosha*
  leitet sich vom Feuer her. *Pitta* regelt alle Stoffwechselfunktionen, von der Verdauung bis zur gründlichen Verarbeitung von Ideen. *Pitta*-Menschen haben meistens einen mittelschweren Körperbau, wohlproportionierte Gliedmaßen und sind recht muskulös. *Pittas* haben häufig hellbraune oder rote Haare, eine rosige Gesichtsfarbe und blaue Augen. Ausgeglichene *Pitta*-Menschen sind warmherzig, intelligent und verständnisvoll. Im Berufsleben übernehmen sie gern eine Führungsrolle. *Pitta*-Menschen mit gestörtem Gleichgewicht sind anderen gegenüber kritisch, stark wettbewerbsorientiert und reagieren übermäßig gereizt auf Kränkungen. »Heiße« Gefühle wie Zorn oder Ungeduld sind im allgemeinen auf ein gestörtes *Pitta* zurückzuführen.

- Das *Kapha-Dosha*
  bestimmt die Körperstruktur und regelt den Flüssigkeitshaushalt. Auf der feinsten Ebene sorgt *Kapha* für den Zusammenhalt der Zellen. Im größeren Rahmen ist es für Aufbau und Erhalt der Muskeln, Knochen und Knorpelgewebe zuständig. Der Ayurveda verbindet *Kapha* mit den Elementen Erde und Wasser. Erde ist der Rohstoff für das pflanzliche Wachstum, Wasser macht die Erde fruchtbar und formbar. *Kapha*-dominierte Menschen sind häufig kräftig gebaut und untersetzt. Sie haben gewöhnlich dichtes, dunkles Haar. Ihre Gedanken und Bewegungen sind bedächtig, ruhig und berechenbar. Ausgeglichene *Kapha*-Menschen sind von Natur aus liebevoll, loyal und geraten nur schwer in Zorn. Menschen mit einem gestörten *Kapha-Dosha* neigen zu Sturheit und Arroganz. Körperlich zeigt sich das gestörte Gleichgewicht als Trägheit und Übergewicht.

ENTDECKEN SIE IHREN KONSTITUTIONSTYP!

Der folgende Fragebogen soll Ihnen Hinweise auf Ihren Konstitutionstyp geben. Er ist ein erster Schritt zu der Erkenntnis, wer Sie wirklich sind und wo Ihre Bedürfnisse liegen. Wenn Sie anhand der Fragen Ihr dominantes *Dosha* bestimmen, handelt es sich dabei weder um eine exakte Wissenschaft noch um Wahrsagerei. Es hat auch nichts mit einem Horoskop oder einer Genanalyse zu tun. Die Bestimmung Ihres Konstitutionstyps erlaubt Ihnen vielmehr, sich innerhalb des Ayurveda einzuordnen, eines medizinischen Systems, das der Menschheit seit Jahrtausenden Einsichten gewährt und praktische Anleitungen gegeben hat. Die ayurvedische Tradition hat eine exakte, und dennoch geradezu poetische Fachsprache entwickelt, mit der Sie sich selbst und Ihre körperlichen, emotionalen und spirituellen Bedürfnisse beschreiben können. Es wäre jedoch falsch, diesen Fragebogen als eine genaue Charakterisierung Ihrer Person anzusehen. Die Anwendung der *Dosha*-Bezeichnungen sollte auch nicht zu weit getrieben werden. *Vata*, *Pitta* und *Kapha* sind zwar mehr als bloße Metaphern – nach ayurvedischer Auffassung existieren sie durchaus auch im materiellen Sinn –, sie lassen sich jedoch nicht mit der gleichen Genauigkeit »ablesen« wie etwa die Körpertemperatur auf einem Thermometer.

Die Bestimmung Ihres Konstitutionstyps ist nur der Beginn des ayurvedischen Heilansatzes. Der Ayurveda diagnostiziert Ungleichgewichte der *Doshas* (Beschwerden und Krankheiten also) üblicherweise durch Pulsdiagnose, Untersuchung der Zunge, Augen und Nägel. Die Behandlungen bestehen aus Anleitungen zur Ernährung, Körperübungen, Meditation, Atemübungen und Kräuteranwendungen.

Eine vollständige und genaue Typbestimmung sollte durch einen geschulten Ayurveda-Arzt vorgenommen werden. (Siehe hierzu die Informationsadresse im Anhang.)

Fragebogen

Der folgende Fragebogen gliedert sich in drei Abschnitte. Lesen Sie zunächst die 20 Fragen durch, die sich auf das *Vata-Dosha* beziehen, und kreuzen Sie je nach dem Grad Ihrer Zustimmung einen der Werte zwischen 0 und 6 an:

0 = trifft bei mir nicht zu
3 = trifft bei mir manchmal zu
6 = trifft fast immer zu

Notieren Sie am Ende des ersten Abschnitts Ihr Gesamtergebnis für *Vata*. Haben Sie zum Beispiel bei der ersten Frage die 6 angekreuzt, bei der zweiten die 3 und bei der dritten die 2, dann ist Ihr Gesamtergebnis bis zu dieser Stelle 6+3+2 = 11. Wenn Sie die Ergebnisse des gesamten Abschnitts auf diese Weise zusammenzählen, erhalten Sie Ihren *Vata*-Gesamtwert. Gehen Sie dann zu den jeweils 20 Fragen der Rubriken *Pitta* und *Kapha* über.

Am Schluß haben Sie dann drei Gesamtwerte für die einzelnen *Doshas*. Vergleichen Sie die Zahlen miteinander. Das *Dosha* mit der höchsten Punktzahl herrscht bei Ihnen vor.

Bei der Beurteilung der körperlichen Kennzeichen werden Sie wahrscheinlich ohne Probleme eine zutreffende Bewertung eintragen können. Bei geistigen Merkmalen und Verhaltensweisen, die man natürlich subjektiver sieht, sollten Sie eine Antwort ankreuzen, die am ehesten dem Gefühl und Verhalten während Ihres bisherigen Lebens oder doch zumindest während der letzten Jahre entspricht.

Vata-Typ	Trifft nicht zu		Trifft gelegent- lich zu			Trifft meist zu	
1 Ich handle sehr schnell.	0	1	2	3	4	5	6
2 Ich kann schlecht auswendig lernen und es auch schlecht auf lange Zeit behalten.	0	1	2	3	4	5	6
3 Ich bin von Natur aus lebhaft und begeisterungsfähig.	0	1	2	3	4	5	6
4 Ich habe einen leichten Körperbau und nehme schwer zu.	0	1	2	3	4	5	6
5 Ich kann Neues schwer aufnehmen.	0	1	2	3	4	5	6
6 Ich habe einen raschen und leichten Gang.	0	1	2	3	4	5	6
7 Ich kann mich schwer entscheiden.	0	1	2	3	4	5	6
8 Ich neige zu Blähungen oder zu Verstopfung.	0	1	2	3	4	5	6
9 Ich bekomme leicht kalte Hände und Füße.	0	1	2	3	4	5	6
10 Ich bin häufig besorgt und ängstlich.	0	1	2	3	4	5	6
11 Ich ertrage kaltes Wetter weniger gut als andere Menschen.	0	1	2	3	4	5	6
12 Ich spreche schnell und gelte bei meinen Freunden als redselig.	0	1	2	3	4	5	6
13 Meine Stimmungen wechseln schnell, und ich reagiere gefühlsbetont.	0	1	2	3	4	5	6

Vata-Typ

	Trifft nicht zu			Trifft gelegent- lich zu			Trifft meist zu	

14 Ich schlafe oft schlecht ein
und wache nachts häufig auf.   o   1   2   3   4   5   6

15 Ich neige zu trockener Haut,
besonders im Winter.   o   1   2   3   4   5   6

16 Ich bin geistig sehr rege,
gelegentlich rastlos, aber
auch sehr ideenreich.   o   1   2   3   4   5   6

17 Meine Bewegungen sind
rasch und lebhaft; meine
Energie kommt in plötzlichen
Schüben.   o   1   2   3   4   5   6

18 Ich bin leicht erregbar.   o   1   2   3   4   5   6

19 Ich neige zu unregelmäßigen
Eß- und Schlafgewohnheiten.   o   1   2   3   4   5   6

20 Ich lerne schnell, aber ich
vergesse auch schnell.   o   1   2   3   4   5   6

Vata-Gesamtwert:

Pitta-Typ

	Trifft nicht zu			Trifft gelegent- lich zu			Trifft meist zu	

1 Ich halte mich für sehr
tüchtig.   o   1   2   3   4   5   6

2 Ich bin extrem genau
und ordentlich.   o   1   2   3   4   5   6

3 Ich habe einen starken Willen
und kann mich durchsetzen.   o   1   2   3   4   5   6

4 Bei heißem Wetter fühle ich
mich eher als andere unwohl
oder müde.   o   1   2   3   4   5   6

Pitta-Typ

	Trifft nicht zu				Trifft gelegentlich zu			Trifft meist zu
5 Ich schwitze leicht.	0	1	2	3	4	5	6	
6 Auch wenn ich es nicht immer zeige, bin ich schnell gereizt oder verärgert.	0	1	2	3	4	5	6	
7 Wenn ich eine Mahlzeit überspringe oder sich die Essenszeit verzögert, fühle ich mich unwohl.	0	1	2	3	4	5	6	
8 Mein Haar weist mindestens eines der folgenden Merkmale auf: frühzeitig grau, Haarausfall, dünn, seidig, glatt; (rot)blond oder sandfarben.	0	1	2	3	4	5	6	
9 Ich habe einen guten Appetit und kann große Mengen essen.	0	1	2	3	4	5	6	
10 Manche Leute bezeichnen mich als stur.	0	1	2	3	4	5	6	
11 Ich habe eine regelmäßige Verdauung; ich neige eher zu Durchfall als zu Verstopfung.	0	1	2	3	4	5	6	
12 Ich verliere leicht die Geduld.	0	1	2	3	4	5	6	
13 Ich neige zum Perfektionismus.	0	1	2	3	4	5	6	
14 Ich brause zwar schnell auf, vergesse aber ebenso rasch wieder.	0	1	2	3	4	5	6	
15 Ich liebe kalte Speisen wie Eis und mag kalte Getränke.	0	1	2	3	4	5	6	
16 Ich empfinde die Temperatur in einem Raum eher als zu warm.	0	1	2	3	4	5	6	

Pitta-Typ

	Trifft nicht zu		Trifft gelegent- lich zu		Trifft meist zu	
17 Ich vertrage keine scharf gewürzten oder heißen Speisen.	0	1	2	3	4	5	6
18 Ich bin nicht so tolerant, wie ich sein sollte.	0	1	2	3	4	5	6
19 Ich genieße Heraus- forderungen und verfolge hartnäckig meine Ziele.	0	1	2	3	4	5	6
20 Ich bin mir selbst und anderen gegenüber kritisch eingestellt.	0	1	2	3	4	5	6

Pitta-Gesamtwert:

Kapha-Typ

	Trifft nicht zu		Trifft gelegent- lich zu		Trifft meist zu	
1 Ich handele gewöhn- lich langsam und ohne Hektik.	0	1	2	3	4	5	6
2 Ich nehme leichter zu und schwerer ab als andere.	0	1	2	3	4	5	6
3 Ich bin von Natur aus ruhig und gesetzt; ich gerate selten aus der Fassung.	0	1	2	3	4	5	6
4 Ich kann Mahlzeiten problemlos auslassen.	0	1	2	3	4	5	6
5 Ich neige zu: Verschleimung, Trägheit, chronischer Ver- stopfung, Asthma, Neben- höhlenentzündung.	0	1	2	3	4	5	6

Kapha-Typ

	Trifft nicht zu		Trifft gelegent- lich zu		Trifft meist zu	

6 Ich brauche mindestens acht Stunden Schlaf, um mich am folgenden Tag wohl zu fühlen.

      0 1 2 3 4 5 6

7 Ich habe einen tiefen Schlaf.   0 1 2 3 4 5 6

8 Ich rege mich selten auf.   0 1 2 3 4 5 6

9 Ich lerne langsamer als andere, habe aber auf lange Zeit hin ein ausgezeichnetes Gedächtnis.

      0 1 2 3 4 5 6

10 Ich neige zu Übergewicht.   0 1 2 3 4 5 6

11 Kaltes und feuchtes Wetter ist mir zuwider.

      0 1 2 3 4 5 6

12 Meine Haare sind dicht, dunkel und gewellt.

      0 1 2 3 4 5 6

13 Ich habe eine weiche, glatte und blasse Haut.

      0 1 2 3 4 5 6

14 Ich habe einen kräftigen Körperbau.

      0 1 2 3 4 5 6

15 Ich bin von Natur aus heiter, sanftmütig, liebevoll und nicht nachtragend.

      0 1 2 3 4 5 6

16 Meine Verdauung ist träge, und ich fühle mich nach dem Essen schläfrig.

      0 1 2 3 4 5 6

17 Ich habe eine gute Ausdauer und Widerstandskraft; mein Energiepegel ist ausge- glichen.

      0 1 2 3 4 5 6

18 Ich gehe langsam und gemessen.

      0 1 2 3 4 5 6

Kapha-Typ	Trifft nicht zu	Trifft gelegent- lich zu	Trifft meist zu

19 Ich neige zur Lang-   0 1 2 3 4 5 6
   schläferei und komme
   morgens nur langsam
   in Gang.

20 Ich esse mit Bedacht und   0 1 2 3 4 5 6
   gehe auch sonst langsam und
   methodisch vor.

Kapha-Gesamtwert:

Gesamtwerte: Vata .... Pitta .... Kapha ....

Auswertung

Nachdem Sie die jeweiligen Gesamtwerte ermittelt haben, können Sie nun Ihren persönlichen Konstitutionstyp
bestimmen. Es gibt zwar nur drei *Doshas*, aber bedenken
Sie, daß der Ayurveda sie in zehn verschiedenen Kombi-
nationen zusammenstellt, woraus sich zehn verschiedene
Konstitutionstypen ergeben.

• Wenn ein Einzelergebnis deutlich höher ausfällt als die
  anderen, dürfte bei Ihnen eine einfache *Dosha*-Domi-
  nanz vorliegen:

  Vata
  Pitta
  Kapha

Sie sind eindeutig ein Mensch mit einfacher *Dosha*-Dominanz, wenn Ihr höchstes Zwischenergebnis doppelt so hoch ist wie das nächstliegende (zum Beispiel *Vata* = 90, *Pitta* = 45, *Kapha* = 35). Bei einfacher *Dosha*-Dominanz sind die jeweiligen Merkmale von *Vata, Pitta* oder *Kapha* sehr stark ausgeprägt. Das *Dosha* mit dem zweithöchsten Wert kann sich in Ihren natürlichen Tendenzen zwar ebenfalls bemerkbar machen, aber es wird wesentlich weniger auffällig sein.

- Wenn kein dominierendes *Dosha* vorliegt, sind Sie ein Typ mit doppelter *Dosha*-Dominanz:

  Vata-Pitta oder *Pitta-Vata*
  Pitta-Kapha oder *Kapha-Pitta*
  Vata-Kapha oder *Kapha-Vata*

Bei Menschen mit doppelter *Dosha*-Dominanz sind die Merkmale der beiden führenden *Doshas* besonders ausgeprägt. Das *Dosha* mit dem höchsten Punktergebnis ist bei ihnen zwar vorherrschend, aber beide *Doshas* sind von Belang.

Die meisten von uns haben eine doppelte *Dosha*-Dominanz. Bei diesem Typ könnten die Zwischenergebnisse wie folgt aussehen: *Vata* = 80; *Pitta* = 90; *Kapha* = 20. Mit einem solchen Ergebnis hätten Sie sich als *Pitta-Vata*-Typ einzustufen.

- Wenn bei Ihnen drei nahezu gleiche Zwischenergebnisse zu verzeichnen sind, dürften Sie ein Drei-*Dosha*-Typ sein:

  Vata-Pitta-Kapha

Dieser Typus gilt als der seltenste. Gehen Sie Ihre Antworten noch einmal durch, oder lassen Sie Ihre Antworten von einem Freund oder einer Freundin überprüfen, um festzustellen, ob Ihre Konstitution von einem oder doch von zwei *Doshas* dominiert wird.

WAS FÜR EIN MENSCH SIND SIE?

Wenn Sie Ihren Konstitutionstyp bestimmen und das Zusammenspiel seiner Merkmale verstehen, sind Sie in der Lage, Ihre wahren Bedürfnisse von den selbstzerstörerischen Impulsen zu unterscheiden, die durch Streß, Angst und andere negative Ursachen entstehen. Vielleicht haben Sie das tiefe Empfinden, ihr eigentliches Wesen zu erkennen, oder können sogar Charaktermerkmale akzeptieren, mit denen Sie bisher nicht so einverstanden waren. Die Angaben zu den *Doshas* zeigen Ihnen auch, worin Sie sich von den Menschen unterscheiden, die Ihnen nahestehen. Die folgenden Listen enthalten kurze Zusammenfassungen der *Dosha*-Merkmale. Erkennen Sie – wenn Sie an die Ergebnisse des Fragebogens denken – viele der Merkmale bei sich selbst? Stimmen diese mit dem dominanten *Dosha* überein, das Sie durch den Fragebogen ermittelt haben?

Merkmale des Vata-Typs

Leichter, zarter Körperbau
Handelt rasch
Unregelmäßiger Appetit und unregelmäßige Verdauung
Hat einen leichten, unterbrochenen Schlaf, neigt zu
    Schlaflosigkeit
Ist begeisterungsfähig, lebendig und ideenreich
Ist leicht erregbar, hat Stimmungsumschwünge

Lernt schnell und vergißt auch schnell
Neigt zu Besorgnis
Neigt zu Verstopfung
Ermüdet schnell, überanstrengt sich häufig
Geistige und körperlich Energie kommt in Schüben

Typische Verhaltensweisen von *Vata*-Menschen sind:

Zu jeder Tages- und Nachtzeit hungrig zu sein
Trubel und ständigen Wechsel zu lieben
Jeden Abend zu einer anderen Zeit zu Bett zu gehen
Mahlzeiten zu überspringen und ganz allgemein unregel-
    mäßig zu leben
An einem Tag eine gute Verdauung, am anderen eine
    schlechte zu haben
Mit raschem Schritt zu gehen
Kurzlebige und schnell wieder vergessene Gefühlsaus-
    brüche zu haben

Merkmale des Pitta-Typs

Mittelschwerer Körperbau
Mittlere Stärke und Ausdauer
Starker Hunger und Durst, gute Verdauung
Neigt unter Streß zu Ärger und Gereiztheit
Rosige Haut, oft mit Sommersprossen
Verträgt schlecht Sonne und Hitze
Unternehmungslustiger Charakter, liebt Herausforde-
    rungen
Hat einen scharfen Verstand
Präzise, deutliche Ausdrucksweise
Kann keine Mahlzeit überspringen
Blondes, hellbraunes oder rotes Haar (oder Haar mit röt-
    lichem Schimmer)

Typische Verhaltensweisen von *Pitta*-Menschen sind:

Einen Bärenhunger zu haben, wenn sich das Essen um
 eine halbe Stunde verzögert
Nach der Uhr zu leben, Zeitverschwendung zu hassen
Nachts verschwitzt und durstig aufzuwachen
Die Führung in einer Situation zu übernehmen oder sich
 dazu berufen zu fühlen
Zu erkennen, daß man auf andere zu anspruchsvoll, sar-
 kastisch oder kritisch wirkt
Einen festen, zielstrebigen Gang zu haben

Merkmale des Kapha-Typs

Starker, kräftiger Körperbau, große Körperkraft und
 Ausdauer
Gleichmäßige Energie; gemessene und anmutige Bewe-
 gungen
Ruhige, gelassene Persönlichkeit; gerät nur langsam in
 Zorn
Kühle, glatte, kräftige, blasse und oftmals fettige
 Haut
Langsame Auffassungsgabe, aber gutes Erinnerungs-
 vermögen
Tiefer, langer Schlaf
Hang zur Körperfülle
Gemächliche Verdauung, mäßiger Appetit
Warmherzigkeit, Toleranz, Nachsichtigkeit
Hang zum Besitzergreifen und zur Selbstzufriedenheit

Typische Verhaltensweisen von *Kapha*-Menschen sind:

Sich Entscheidungen lange durch den Kopf gehen zu
 lassen

Langsam aufzuwachen, noch lange im Bett liegenzublei-
ben, dann erst einen Kaffee zu trinken
Mit dem gegenwärtigen Zustand zufrieden zu sein; zu
versuchen, ihn durch Interessenausgleich zu erhalten
Die Gefühle anderer Menschen zu respektieren und ein
echtes Verständnis dafür aufzubringen
Trost im Essen zu suchen
Selbst bei Übergewicht noch geschmeidig zu gehen

Die Erkenntnis, daß die *Doshas* einen tiefgreifenden Einfluß auf Körper und Geist haben, bildet im Ayurveda die
Grundlage für Ausgewogenheit im Leben. Wenn Sie diesen Zusammenhang verstanden haben, können Sie die
eingangs gestellte, wichtige Frage: »Wer sind Sie?« beantworten. Die Antwort zeigt Ihnen, daß Sie als Mensch
einzigartig und zugleich in die gesamte Schöpfung eingebunden sind. Sie sind dann in der Lage, Ihr eigenes
Wesen zu nähren und zu stärken, und zugleich alle anderen Menschen an dieser Stärke teilhaben zu lassen.

Im nächsten Kapitel werden wir uns damit befassen,
welchen Einfluß gerade *Dosha*-Störungen im Gefühlsleben auf das gesunde Herz haben. Wie bereits erwähnt,
sind seelische und körperliche Vorgänge aufs engste miteinander vernetzt. Wenn Sie die »Knoten« in Ihrem Gefühlsleben lösen, beseitigen Sie damit die Hindernisse für
Ihr Wohlbefinden und greifen positiv in den Krankheitsverlauf ein.

4 DIE ROLLE DER GEFÜHLE

In der Zeit, als ich meine medizinische Ausbildung absolvierte, wurde man sich der Rolle, die die Persönlichkeit bei der Entwicklung von Herzkrankheiten spielt, mehr und mehr bewußt. Zwar gab es noch keine hieb- und stichfesten Forschungsdaten, die diese Einsicht stützten, aber man stellte allgemein fest, daß Herzinfarkte bei angespannten, nervösen Menschen häufiger auftraten als bei ruhigen, gelassenen.

Dies führte zum Konzept der Typ-A-Persönlichkeit, der folgende Eigenschaften zugeschrieben wurden: stark leistungsbezogen, wettbewerbsorientiert, mit dem ausgeprägten Gefühl, ständig unter Zeitdruck zu stehen, häufig gereizt, sich selbst und anderen gegenüber sehr anspruchsvoll. Da die Typ-A-Persönlichkeit offenbar ein hohes Risiko für Herzinfarkt aufwies, wurden Programme entwickelt, um die besagten Eigenschaften zu verändern. Unglücklicherweise sank die Herzinfarktquote dadurch jedoch nicht – sie stieg vielmehr an. Heute glaubt niemand mehr, daß das oben beschriebene Typ-A-Verhaltensmuster die einzige Ursache für Herzinfarkte ist. Nichtsdestoweniger deuten die Forschungsergebnisse darauf hin, daß die Art und Weise, wie jemand auf Streß reagiert, durchaus ein Risikofaktor für Herzkrankheiten sein kann.

Auch wenn der Versuch, Herzkrankheiten mit bestimmten Persönlichkeitsstrukturen in Verbindung zu bringen, nicht überzeugend war, halte ich dieses Konzept

für grundsätzlich richtig und außerordentlich wichtig.
Neuere Untersuchungen untermauern diese Ansicht.
Eine vierjährige Untersuchung von Männern mittleren
Alters ergab zum Beispiel folgendes: Bei denjenigen, die
sich in bezug auf ihre Zukunftsperspektiven eher negativ
äußerten, wurde bei der Verengung der Koronararterien
ein Anstieg von 20 Prozent gegenüber einer optimisti-
scheren Gruppe beobachtet. Dieser Anstieg entspricht
etwa dem Risiko, das durch das Rauchen von einer
Schachtel Zigaretten täglich entsteht. Zwar ist noch nicht
vollständig geklärt, weshalb Hoffnungslosigkeit das Auftreten von Arteriosklerose beschleunigt, die Forscher
schrieben jedoch, daß psychologische Faktoren die Produktion von Streßhormonen beeinflussen, die wiederum
den arteriellen Blutdurchfluß behindern. Unter Streß erhöhen sich Herzfrequenz und Blutdruck und damit auch
der Sauerstoffbedarf des Herzens. Die ausgeschütteten
Streßhormone können die Gefäßwände schädigen und
den Cholesterinspiegel sowie den Blutdruck ansteigen
lassen. Bei Menschen mit einer Herzkrankheit führen
Streßreaktionen und Aufregung manchmal zu Angina-
pectoris-Anfällen oder sogar zum Herzinfarkt.

Auch andere Gefühle können die Gesundheit Ihres
Herzens schädigen, wie Untersuchungen gezeigt haben.
Menschen, die unter Einsamkeit leiden oder die in ihrem
Leben schon mehrmals gefühlsmäßig belastenden Situa-
tionen ausgesetzt waren – beispielsweise dem Tod eines
Familienangehörigen, einer Scheidung oder auch einem
beruflichen Wechsel –, tragen ein höheres Risiko, eine
Herzkrankheit zu entwickeln.

STRESS AUS AYURVEDISCHER SICHT

Der Ayurveda beschreibt Streß als eine Erfahrung, die das Gleichgewicht stört. Ein Ereignis oder ein Gefühl verursacht dann Streß, wenn der Mensch nicht mehr imstande ist, Informationen auf ausgewogene Weise in sein Geist-Körper-System aufzunehmen.

Viele Ereignisse im Leben, die – für sich betrachtet – vielleicht gar nicht so dramatisch sind, hinterlassen dennoch ihre Spuren, wenn sie sich andauernd wiederholen. Sie kennen vielleicht den zermürbenden Streß, der aus der emotionalen Belastung durch ständig wiederkehrenden Ärger am Arbeitsplatz entsteht. In eine Familie eingebunden zu sein gibt uns gewöhnlich Sicherheit und innere Zufriedenheit. Wenn wir uns jedoch mit den Menschen überworfen haben, die uns am meisten bedeuten, wird die Familie zu einer großen Last. Wir verfügen zwar über fein abgestufte Mechanismen, die uns erlauben, von Zeit zu Zeit mit einem hohen Streßniveau fertig zu werden, aber wir sind außerstande, Streß über einen längeren Zeitraum zu ertragen. Langfristige Streßbelastung schädigt das Herz – die Gefühle wie auch die körperliche Struktur selbst.

In jedem Augenblick ist jede Zelle Ihres Körpers vollauf damit beschäftigt, sich mit Nährstoffen zu versorgen, Schäden abzuwehren oder sie zu reparieren. Unter großer Streßbelastung unterbrechen die Zellen jedoch diesen Erneuerungsprozeß, da sie auf die belastende Situation reagieren müssen. Jede Körperzelle verfügt über unendlich viel Intelligenz und die Fähigkeit, sich selbst zu heilen und eine Erkrankung zurückzubilden. Daher ist es sehr wichtig, daß wir die fundamentalen Mechanismen zur Erhaltung und Wiederherstellung der Gesundheit nicht durch übermäßige Streßbelastungen schädigen.

Die Zusammenhänge zwischen Persönlichkeitstypen und bestimmten Erkrankungen sind im Ayurveda seit vielen Jahrhunderten untersucht und die Aussagen dazu ständig verfeinert worden. Dieser Aspekt spielt bei der koronaren Herzerkrankung eine besondere Rolle, da die den drei *Doshas* zugeordneten Gefühle jeweils eine spezielle Wirkung auf den Krankheitsverlauf haben. Die folgenden Informationen können Ihnen helfen, die gefühlsorientierten Ungleichgewichte in Ihrem Geist-Körper-System aufzufinden. Jeder Mensch reagiert anders auf die Situationen des täglichen Lebens. Deshalb erfahren Sie durch die Auswertung der folgenden Fragen zu Ihren Gefühlen und Verhaltensweisen sehr viel darüber, wer Sie sind und wie Sie Ihr Gleichgewicht wiedergewinnen können.

HERZKRANKHEITEN UND DOSHA-STÖRUNGEN

Vata-Störung

Das *Vata-Dosha* ist durch plötzliche Veränderungen und Unberechenbarkeit gekennzeichnet. Zwar kann eine *Vata*-Störung bestimmte Herzbeschwerden wie Herzjagen oder Herzrhythmusstörungen auslösen, aber im allgemeinen stehen bei der koronaren Herzkrankheit *Pitta*- oder *Kapha*-Ungleichgewichte im Vordergrund. Symptome einer durch eine *Vata*-Störung verursachten Herzkrankheit sind unter anderem: Kurzatmigkeit, trockener Husten und Ohnmachten. Auch Schlafstörungen, eine ungesunde Ernährungsweise sowie die Unfähigkeit, sich zu entspannen treten oft bei einem gestörten *Vata*-Dosha auf und verschlimmern die Beschwerden. Selbst wenn die Auswertung des Fragebogens zur Bestimmung des Konstitutionstyps nicht ergeben hat, daß *Vata* Ihr dominantes *Dosha* ist, kann Ihre gegenwärtige Verfassung dennoch auf eine *Vata*-Störung zurückzuführen sein. Die Beantwortung der folgenden zehn Fragen zeigt Ihnen, wie weit Ihre Physiologie gegenwärtig von einem *Vata*-Ungleichgewicht bestimmt wird.

Bewerten Sie jede Frage mit einer Zahl zwischen 1 und 5, je nachdem, welche Gewichtung Ihre Gefühle am besten wiedergibt:

1 = Trifft nicht zu
2 = Trifft geringfügig zu
3 = Trifft etwas zu
4 = Trifft erheblich zu
5 = Trifft sehr stark zu

1. Ich erzähle gern Klatsch und Tratsch.
2. Beim Bestellen im Restaurant fällt es mir schwer, mich zu entscheiden.
3. Ich beginne gern ein Gespräch mit Fremden.
4. Ich ziehe mich zurück, wenn ich mich verletzt fühle.
5. Ich verlege häufig meine Schlüssel, meine Brieftasche oder meinen Kalender.
6. Andere erinnern mich an Dinge, die ich gesagt, aber wieder vergessen habe.
7. In meinen Beziehungen zu anderen bin ich nicht gerade »pflegeleicht«.
8. Ich esse und schlafe zu unregelmäßigen Zeiten.
9. Ich bin leicht zu verletzen.
10. Meine Stimmungen wechseln ohne großen Anlaß und rasch.

Wenn die Auswertung Ihrer Antworten 50 oder fast 50 Punkte ergibt, ist Ihre gegenwärtige Verfassung von einem *Vata*-Ungleichgewicht gekennzeichnet. Eine wirksame Methode, um das Gleichgewicht wiederherzustellen, ist die Umstellung auf eine geordnete, strukturierte Lebensweise mit einer regelmäßigen Routine und geplanten Zeitabläufen. Wenn in Ihrer Konstitution *Vata* vorherrscht, ist das wahrscheinlich gegen Ihre Natur. Sie ziehen eine Lebensweise vor, die andere nahezu chaotisch nennen würden. Aber damit Sie wieder ins Gleichgewicht kommen, ist es wichtig, aus dieser Scheinbequemlichkeit auszubrechen. Sobald Sie einem festen Tagesplan folgen, wird sich Ihre emotionale Verfassung stabilisieren. Und dadurch ist auch Ihr Herz weniger unberechenbaren und gefährlichen Störungen ausgesetzt.

Die ayurvedische Tagesroutine, die ich Ihnen am Ende dieses Kapitels vorstellen werde, ist von besonderer Bedeutung und hervorragend geeignet, ein aus dem Lot geratenes *Vata-Dosha* zu beruhigen.

Pitta-Störung

Wenn der Zusammenhang zwischen der sogenannten Typ-A-Persönlichkeit und der Entstehung von Herzerkrankungen auch in Mißkredit geraten ist, so gilt eine Komponente des Typ-A-Verhaltensmusters doch weiterhin als signifikanter Faktor. Es handelt sich dabei um eine generelle Feindseligkeit und ständigen, nicht eindeutig zuzuordnenden Ärger.

Aus ayurvedischer Sicht ist dies eine wichtige Information. Ärger ist ein heiße Empfindung. Wenn Sie sich ärgern, läuft Ihr Gesicht rot an, und unter Umständen fangen Sie plötzlich an zu schwitzen, als hätten Sie hohes Fieber. Da das *Pitta-Dosha* mit Feuer und Hitze verwandt ist, entstehen Ärger und Feindseligkeit nach ayurvedischem Verständnis durch ein *Pitta*-Ungleichgewicht. Die koronare Herzkrankheit wird durch eine Schädigung oder Entzündung der Gefäßwände ausgelöst – sie kann folglich als *Pitta*-Störung verstanden werden.

Pitta-Menschen haben den starken Drang, alles unter Kontrolle zu halten. Sie sind ordentlich und genau, können sich gut konzentrieren und besitzen einen scharfen Verstand. Sie verfolgen eine Aufgabe mit großer Ausdauer, bis sie sie perfekt gelöst haben. Sie sind sehr pünktlich und im Berufs- wie auch im Privatleben sehr verantwortungsbewußt. Sie halten sich gern an einmal festgesetzte Termine, sei es für eine Präsentation im Büro oder die Zeit zum Mittagessen. *Pitta*-Menschen sind von Natur aus ordentlich, gut organisiert und sehr tüchtig.

Dies sind im allgemeinen positive Eigenschaften – die aber zerstörerisch wirken, wenn *Pitta* überhandnimmt. Perfektionismus, Zwangsverhalten, Ungeduld und feindseliges Verurteilen anderer sind typische Kennzeichen eines gestörten *Pitta-Doshas*. Ein solcher Mensch möchte sich der vollkommenen Herrschaft versichern, über sich selbst, über andere und die Welt ganz allgemein. Da eine derart umfassende Kontrolle unmöglich ist, stellt sich ein Gefühl der Frustration ein, das sich in allumfassender Feindseligkeit ausdrückt. Dies ist ein weiteres typisches Merkmal für ein gestörtes *Pitta*. All das erhöht das Risiko einer koronaren Herzkrankheit deutlich.

Die folgenden Fragen zeigen Ihnen, ob Ihr *Pitta* aus dem Gleichgewicht geraten ist. Verwenden Sie folgende Bewertungsskala für den Grad Ihrer Zustimmung zu jeder Aussage:

1 = Trifft nicht zu
2 = Trifft geringfügig zu
3 = Trifft etwas zu
4 = Trifft erheblich zu
5 = Trifft sehr stark zu

1. Unter Druck zeige ich leicht meinen Ärger.
2. Ich ärgere mich über die Art und Weise, wie ich von anderen behandelt wurde.
3. Ich erwarte, daß man sich in meinem Haus nach den Regeln richtet.
4. Manche Leute halten mich zuweilen für sarkastisch oder zynisch.
5. Ich dulde keine schludrige Arbeit.
6. Ich erwarte, daß Termine pünktlich eingehalten werden.
7. Ich bin empfindlich gegen Lärm.
8. Meiner Ansicht nach profitiert ein Partner von einer Beziehung mehr als der andere.
9. Wenn ich meine Mahlzeiten nicht zu regelmäßigen Zeiten einnehmen kann, fühle ich mich unwohl.
10. Für viele meiner gegenwärtigen Schwierigkeiten gebe ich die Schuld meinen Eltern.

Wenn Sie 50 oder fast 50 Punkte haben, ist es für Sie sehr wichtig, im Leben alles unter Kontrolle zu halten. Wahrscheinlich ärgern Sie sich auch darüber, daß dieses Bedürfnis nicht vollständig erfüllt wird. Als ersten Schritt zur Beruhigung des *Pitta*-Ungleichgewichts lesen Sie das Sieben-Schritte-Programm am Ende dieses Kapitels. Es enthält Sofortmaßnahmen, mit denen Sie Ihre körperliche und emotionale Verfassung und besonders die Gesundheit Ihres Herzens fördern können.

Kapha-Störung

Menschen mit dominantem *Kapha* sind von Natur aus langsam und gelassen. Im Gegensatz zu *Pitta*-Menschen sind sie nicht in besonderer Weise an enge Terminpläne und eine festgelegte Tagesroutine gebunden. Sie sind eher tolerant und vergeben gern. Es dauert eine ganze Weile, bevor sie sich über unangenehme Dinge aufregen. Die naturgegebene Gelassenheit der *Kapha*-Menschen bedeutet jedoch, daß sie generell zur Trägheit neigen. Sie brauchen lange, um eine Erfahrung zu verarbeiten. Das gilt für eine schwere Mahlzeit ebenso wie für eine erlittene Beleidigung. Weil *Kapha*-Typen gern reichhaltig essen, ihr Körper fettreiche Nahrungsmittel aber nur langsam verstoffwechselt, haben sie häufig einen zu hohen Cholesterinspiegel. Das Gefühlsleben von *Kapha*-Menschen ist von der gleichen Trägheit geprägt. Auf eine Kränkung, einen Vertrauensbruch oder eine Enttäuschung reagieren sie manchmal nachtragend. Ebenso wie unverdaute Nahrung zu Toxinen im Körper führen kann, entstehen so giftige Gefühle der Feindseligkeit.

Um festzustellen, in welchem Umfang ein gestörtes *Kapha-Dosha* für Ihre emotionalen Probleme verantwortlich ist, beantworten Sie die folgenden Fragen. Bewerten Sie sie nach der zuvor erläuterten Skala von 1 bis 5.

1. Ich arbeite lieber allein als mit anderen zusammen.
2. Ich erinnere andere gern daran, was ich alles für sie getan habe.
3. Ich neige dazu, einen Groll wegen alter Kränkungen mit mir herumzutragen.
4. Wenn ich mich herabgesetzt fühle, ziehe ich mich zurück.
5. Ich kann gut für die Bedürfnisse anderer sorgen.
6. Wenn mir etwas nicht paßt, behalte ich es für mich.
7. Es ist nicht nötig, daß mich alle mögen.
8. Ich verschlafe oft.
9. Bei Konfrontationen fühle ich mich unwohl.
10. Wenn mich Freunde und Familienangehörige nicht regelmäßig anrufen, bin ich gekränkt.

Wenn das Ergebnis der Auswertung bei etwa 50 Punkten liegt, ist Ihr *Kapha* aus dem Gleichgewicht geraten. Menschen mit einer *Kapha*-Dominanz haben zwar von Natur aus ein angenehmes, ausgeglichenes Temperament, aber bei einer *Kapha*-Störung leiden sie unter einer Reihe von zerstörerischen Gefühlen wie Depression, Unentschlossenheit und Selbstmitleid. Das Gleichgewicht läßt sich wiederherstellen, indem man die Trägheit durch körperliche Bewegung und geistig-seelische Anregung überwindet. Die unten beschriebene Tagesroutine ist ein erster Schritt, um der Neigung zu einer trägen Lebensweise entgegenzuwirken. Besondere Aufmerksamkeit sollte dabei der körperlichen Bewegung, Massagen und dem Zeitpunkt des Zubettgehens und Aufwachens gewidmet werden.

IHRE AYURVEDISCHE TAGESROUTINE

Nach ayurvedischer Auffassung folgt jeder Tag einem natürlichen Rhythmus. Körperliche Gesundheit und ein harmonisches Gefühlsleben stellen sich ein, wenn Sie Ihre tägliche Routine diesem natürlichen Wechselspiel anpassen und jeden Augenblick bewußt und ganzheitlich erleben. Dies gilt stets für alle Konstitutionstypen, ist jedoch dann ganz besonders wichtig, wenn das Gleichgewicht der inneren Kräfte gestört ist.

Der folgende Tagesplan unterstützt Sie dabei, Ihre alltäglichen Tätigkeiten den Rhythmen der Natur anzupassen.

Morgen (6 bis 8 Uhr):
– Natürlich aufwachen, ohne Wecker
– Zähneputzen und die Zunge reinigen, falls sie belegt ist

- Ein Glas warmes Wasser trinken, um den regelmäßigen Stuhlgang zu fördern
- Blase und Darm leeren
- Den Körper mit Öl einreiben oder eine Trockenmassage ausführen (zu Einzelheiten über Massage und das Herz siehe Teil II, Kapitel 4: »Massage – Die Heilkraft der Berührung«)
- Warm baden oder duschen
- Leichte Körperübungen ausführen (siehe Teil II, Kapitel 3: »Lust an der Bewegung«)
- Meditieren (siehe Teil II, Kapitel 2: »Meditation – wo Herz und Geist zur Ruhe kommen«)
- Ein leichtes Frühstück zu sich nehmen
- Einen Morgenspaziergang machen

Mittag (12 bis 13 Uhr):
- Mittagessen; es sollte die Hauptmahlzeit am Tag sein
- Nach dem Essen fünf Minuten ruhig dasitzen
- Wenn möglich, einen Verdauungsspaziergang machen
- Meditation am späten Nachmittag

Abend (18 bis 19 Uhr):
- Leicht oder jedenfalls nicht allzu schwer zu Abend essen
- Nach dem Essen fünf Minuten ruhig dasitzen
- Einen Verdauungsspaziergang von fünf bis fünfzehn Minuten machen

Vor dem Zubettgehen (21.30 bis 22.30 Uhr):
- Leichte Aktivitäten
- Früh ins Bett gehen, jedoch frühestens drei Stunden nach dem Abendessen
- Im Bett nicht lesen, essen oder fernsehen

»GIFTIGE« GEFÜHLE VERARBEITEN
UND AUFLÖSEN

Der Ayurveda lehrt uns, in der Gegenwart zu leben, unbeschwert von Bedauern über die Vergangenheit oder Sorgen um die Zukunft. Ebenso wie ein gesunder Körper eine Mahlzeit vollständig verdaut, verfügt auch ein gesunder Geist über die Kraft, Erfahrungen gründlich zu verarbeiten, so daß wir im Leben frei voranschreiten können. Für die meisten Menschen ist das jedoch leichter gesagt als getan. Das Herz wird wörtlich und im übertragenen Sinn von Ärger, Zweifeln und Angst blockiert.

Wenn Ihr Geist-Körper-System nicht mehr in der Lage ist, Erfahrungen vollständig zu verarbeiten, läßt sich diese Fähigkeit durch bestimmte Maßnahmen wiederherstellen. Im letzten Teil dieses Buches erfahren Sie, was Sie für Ihre Ernährung und den körperlichen Ausgleich tun können; hier befassen wir uns jedoch mit dem ebenso wichtigen Problem der »giftigen« Gefühle. Es gibt inzwischen – wie erwähnt – eine Fülle von Hinweisen darauf, daß Emotionen eine entscheidende Rolle beim Herzinfarkt spielen. An Wochentagen in den frühen Morgenstunden ereignen sich mehr Herzinfarkte als zu jeder anderen Zeit. Auslösender Faktor ist hier nicht eine ungesunde Ernährungsweise oder Bewegungsmangel, sondern psychosozialer Streß: Die Menschen bringen es einfach nicht übers Herz, zur Arbeit zu gehen.

Ich denke da an einen sensiblen, kreativen Mann von über 60, der in einem rasch wachsenden Unternehmen der Werbeindustrie arbeitete. Seine schriftstellerische Begabung hatte ihm während seiner Studienzeit eine angesehene Auszeichnung für seine Gedichte eingetragen. Obwohl er in den Anfangsjahren seiner Firma eine Schlüsselposition eingenommen hatte, war er später durch jüngere Kollegen ersetzt worden. Ich bin sicher, daß sein Herz von Zynismus und Verzweiflung erfüllt war, als er mit ansehen mußte, wie die Firma sich weiterentwickelte und ihn außen vor ließ. Eines Tag fand man ihn tot am Steuer seines Autos auf dem Parkplatz der Firma. Der Motor lief noch. Als Todesursache stellte man einen Herzinfarkt fest. Es war ein Montagmorgen, neun Uhr.

Negative Gefühle können buchstäblich tödlich sein. Aber es gibt viele Wege, um zu erreichen, daß sie sich gar nicht erst im Bewußtsein festsetzen. Durch die folgenden sieben Schritte unterstützen Sie Ihr Geist-Körper-System dabei, emotionale »Giftstoffe« zu verarbeiten und aufzulösen.

SIEBEN SCHRITTE ZUR PSYCHOHYGIENE

1. Um welches Gefühl handelt es sich? Was fühlen Sie genau? Sind Sie ärgerlich, traurig, gekränkt, fühlen Sie sich betrogen, oder ist es ein anderes »giftiges« Gefühl? Versuchen Sie, es möglichst genau zu beschreiben.

2. Machen Sie sich bewußt, welche körperlichen Empfindungen Sie haben. Negative Gefühle drücken sich nicht nur in Form von Gedanken, sondern auch als körperliche Beschwerden aus. Das können Kopfschmerzen sein, Muskelverspannungen oder sogar Brustschmerzen als Vorboten eines Herzanfalls.

3. Übernehmen Sie die Verantwortung für das, was Sie empfinden. Machen Sie sich bewußt, daß Sie eine Entscheidungsmöglichkeit haben. Es ist nicht immer möglich, alle Lebensumstände unter Kontrolle zu haben, aber Sie können wählen, wie Sie darauf reagieren wollen.

4. Finden Sie für sich selbst einen Ausdruck für Ihre Gefühle. Sie können sie aufschreiben oder auch laut aus-
   sprechen. Haben Sie das Gefühl, jemand hätte Sie verletzt oder beleidigt? Stellen Sie sich vor, daß Sie direkt
   mit dem Betreffenden sprechen. Wie würden Sie Ihre
   Gefühle ausdrücken? Was würden Sie in einem Brief
   an die betreffende Person schreiben?

5. Vollziehen Sie ein persönliches Ritual, um das Gefühl
   loszulassen. Körperübungen sind dazu gut geeignet,
   besonders in Verbindung mit den ayurvedischen Atem-
   techniken (siehe Teil II, Kapitel 2: »Meditation – wo
   Herz und Geist zur Ruhe kommen«).

6. Teilen Sie Ihre Gefühle einem anderen Menschen mit,
   aber erst dann, wenn Sie wieder ruhig und gefaßt sind.
   Sie sollten ohne Schuldzuweisungen und ohne Selbstmitleid über Ihre Gefühle sprechen können.

7. Feiern Sie Ihren Erfolg, und erholen Sie sich! Beloh-
   nen Sie sich dafür, daß Sie die Situation auf eine Art
   und Weise bewältigt haben, die Ihrer körperlichen und
   seelischen Gesundheit förderlich ist.

5 RISIKOFAKTOREN –
WAS DAS HERZ KRANK MACHT

Mit der koronaren Herzkrankheit werden eine Reihe gut belegter Risikofaktoren in Verbindung gebracht, die ich im folgenden ausführlicher erörtern möchte. Allerdings sind einige Aspekte der KHK und anderer Herzerkrankungen noch ungeklärt, besonders die Tatsache, daß viele Menschen einen Herzinfarkt erleiden, ohne daß bei ihnen vorher irgendwelche Risikofaktoren bekannt gewesen wären.

Darüber hinaus unterliegen die bekannten Risikofaktoren auch veränderten Bewertungen, so zum Beispiel die Frage des Geschlechts: Lange Zeit galten Koronarerkrankungen als Angelegenheit der Männer, nicht der Frauen. In jüngster Zeit hat sich jedoch herausgestellt, daß Herzkrankheiten gerade bei Frauen über 65 Jahren sehr viel häufiger auftreten, als bisher erkannt worden ist. Das führte zu einer Kritik an der Ärzteschaft, die nicht ausreichend auf das Risiko von Herzkrankheiten bei Frauen hingewiesen hat. Zwar sind die neuen Befunde eindeutig; eine wissenschaftliche Untersuchung zeigt jedoch, daß in den USA weiße Männer fünfmal häufiger an Herzkrankheiten sterben als weiße Frauen. Eine Ausnahme bilden Frauen mit hohem Blutdruck, hohem Cholesterinwert, Zuckerkrankheit oder vorzeitiger Menopause. Wenn wir uns vor Augen führen, daß diese Ausnahmen viele Frauen betreffen, erscheinen die Risikofaktoren in ihrer Aussagefähigkeit nicht mehr so klar. Am

Ende dieses Kapitels werden wir uns mit einigen Aspekten der Herzkrankheiten befassen, die speziell für Frauen gelten.

Ebenfalls kürzlich in die Kritik geraten ist der Zusammenhang zwischen Cholesterin und Herzkrankheiten. Zwar treten bei Herzkrankheiten tatsächlich hohe Cholesterinwerte auf, aber einige Wissenschaftler sind heute der Meinung, daß die Aminosäure Homozystein die eigentliche Ursache der Blutgefäßschäden ist, die zu der koronaren Herzkrankheit führen.

Halten wir uns also vor Augen, daß die Korrektur von Risikofaktoren als Behandlungsansatz ihre Grenzen hat. Dennoch wollen wir im folgenden Abschnitt sechs Faktoren untersuchen, die die Entstehung der koronaren Herzkrankheit beeinflussen. Nach der Statistik ist diese Krankheit wahrscheinlicher und entwickelt sich rascher, wenn mindestens einer dieser Faktoren nachgewiesen ist. Wenn mehr als ein Risikofaktor vorhanden ist, beschleunigt sich der Prozeß.

Es handelt sich um folgende Risikofaktoren:

1. Zigarettenrauchen
2. Hoher Blutdruck
3. Übergewicht
4. Cholesterin
5. Familiäre Veranlagung
6. Homozystein

ZIGARETTENRAUCHEN

Wissenschaftlichen Untersuchungen zufolge ist Zigarettenrauchen ein ganz wesentlicher Risikofaktor für die Entstehung der koronaren Herzkrankheit. Mit jedem Zug

aus der Zigarette atmet der Raucher beispielsweise eine
geringe Menge Kohlenmonoxid ein – das gleiche tödliche
Gas, das aus dem Autoauspuff kommt. Das Kohlenmonoxid im Blut verringert die Sauerstoffmenge, die von den
roten Blutkörperchen transportiert wird. Es kommt leichter zu Veränderungen und Schäden der Gefäßwände,
dem ersten Stadium der koronaren Herzkrankheit. Kohlenmonoxid ist jedoch keineswegs der einzige schädliche
Bestandteil im Zigarettenrauch. Er enthält etwa 4000 solcher Substanzen mit folgenden Auswirkungen: Sie erhöhen den Blutdruck, senken den Anteil an schützendem
(»guten«) HDL-Cholesterin und steigern das Risiko, daß
sich Blutgerinnsel in den Gefäßen bilden. Die Gefahren
des Rauchens sind inzwischen so gut bekannt, daß eine
erneute Aufzählung fast überflüssig erscheint. Statistisch
gesehen haben Raucher ein doppelt so hohes Risiko, eine
Herz-Kreislauf-Erkrankung zu bekommen wie Nichtraucher, und das Risiko steigt mit der Anzahl der täglich gerauchten Zigaretten.

Das Rauchen nimmt eine Sonderstellung unter den Ri-
sikofaktoren ein, da es – zumindest theoretisch – sofort
eingestellt werden kann. Sie können 20 Jahre lang zwei
Schachteln täglich geraucht haben, und trotzdem in die-
sem Augenblick zum Nichtraucher werden. Sobald ein
Mensch das Rauchen aufgibt, bilden sich die schädlichen
Auswirkungen auf seinen Körper rasch zurück. Schon ein
Jahr Abstinenz setzt einen langjährigen Zigarettenrau-
cher einem Nichtraucher gleich. Die gesundheitsfördernde
Wirkung dieser Maßnahme ist also unübertroffen.

Aufgrund der weithin bekannten Gefahren des Zigarettenrauchens drängen viele Ärzte ihre Patienten, das
Rauchen sofort aufzugeben. Dieser Ratschlag scheint
wohlbegründet. Im Sinne der Geist-Körper-Medizin sollten wir aber auch berücksichtigen, wie sich eine weit-

reichende Änderung des Lebensstils auf die Gefühle und die spirituelle Entwicklung auswirken. Geschieht das nicht, ergeben sich daraus zuweilen unbeabsichtigte Folgen.

Für Langzeitraucher stellen Zigaretten eine besondere Quelle angenehmer Erfahrungen dar, denn Rauchen hat häufig auch eine meditative Seite. Da das Rauchen am Arbeitsplatz vielfach verboten ist, müssen Raucher die Arbeit unterbrechen, den Schreibtisch verlassen und einige Minuten allein oder im Gespräch mit anderen Rauchern verbringen. Für sie ist diese Erfahrung positiv. Wahrscheinlich wirkt die Zigarettenpause sogar streßreduzierend und vermindert damit einen Risikofaktor für Herz-Kreislauf-Erkrankungen. Unglücklicherweise verliert ein Angestellter den Anreiz zu einer angenehmen Arbeitspause, wenn er das Rauchen aufgibt.

In meinem Buch »Wege aus der Sucht« vertrete ich die Ansicht, daß der Mensch ein fundamentales Bedürfnis nach der Erfahrung intensiven Vergnügens hat – nach einem Gefühl innerer Freude, das uns über die Sorgen und Nöte des Alltags erhebt. Ich nenne diese transzendente Erfahrung *Ekstase*. Für viele Menschen ist reine Ekstase allerdings unerreichbar geworden, so daß sie nach Ersatzvergnügungen suchen. Meiner Ansicht nach sind alle Arten der Abhängigkeit – und dazu gehört auch das Rauchen – Ausdrucksformen dieser frustrierten Suche nach wahrer Ekstase. Da Süchte tief in den menschlichen Bedürfnissen verwurzelt sind, sollten Eingriffe in die Lebensweise sehr sorgfältig bedacht werden. Es genügt nicht, einem Menschen, für den das Rauchen ein großer Genuß ist, zu sagen: »Weshalb lassen Sie es nicht einfach?« Sicherlich gelingt es einigen Rauchern, von einem Tag auf den anderen aufzuhören, aber man sollte auch die Bedürfnisse der anderen respektieren, die nicht so erfolg-

reich sind. Das Rauchen ist zwar ein sekundäres Vergnügen und ein armseliger Ersatz für wahre Freude, aber wir
sollten auch bedenken, daß ein plötzlicher Entzug ein tiefer Schock für das System sein kann.

Wenn jemand weiterhin raucht, können sich schon die
häufigen Berichte über die Gefahren des Rauchens negativ auswirken. Schuldgefühle, Angst und das Bewußtsein,
die eigenen Impulse nicht kontrollieren zu können, beeinflussen den süchtigen Raucher und verstärken noch
die schädlichen Wirkungen des Rauchens. Mit dieser Ar-
gumentation will ich weder das Rauchen als gesundheits-
fördernd darstellen, noch den Rauchern empfehlen,
diese Gewohnheit *nicht* aufzugeben. Ich bin auch nicht
dafür, die Öffentlichkeit nicht über die Gefahren des
Rauchens aufzuklären. Allerdings weiß ich aus eigener
Erfahrung, daß der Genuß des Rauchens sehr real ist, und
daß es einem äußerst schwerfällt, dieses Vergnügen aufzugeben, wenn man das Problem nicht an der Wurzel
packt. Für die Mehrheit reichen der Wunsch, das Rauchen aufzugeben, oder ein entsprechender ärztlicher Rat
einfach nicht aus. Manchmal ist das Aufhören sogar unge-
sund, wenn es zu plötzlich geschieht.

Heftige Angstzustände, eine Verlagerung der Sucht
und besonders Gewichtszunahme sind die häufigsten Nebenwirkungen eines abrupten Nikotinentzugs. Nach jah-
relangem Rauchen hat sich die eigentliche Freude an der
Zigarette häufig verflüchtigt. Sich eine Zigarette anzu-
zünden ist dann zu einer Gewohnheit unter vielen anderen geworden.

Aus ayurvedischer Sicht ist das Rauchen eine *Vata*-ori-
entierte Tätigkeit. Für die meisten Menschen ist es eine
Impulshandlung, die Angst dämpfen oder überschüssige
Energie abführen soll. Häufig zündet sich der Raucher
die Zigarette als Reaktion auf bestimmte Auslöser an.

Diese Signale sind für ihn so selbstverständlich geworden, daß er sie gar nicht mehr bewußt wahrnimmt.

Der unbewußte Ablauf des Zigarettenrauchens ist meiner Ansicht nach der Schlüssel dazu, mit dieser Gewohnheit zu brechen. Es kommt darauf an, sich auf diese Tätigkeit zu konzentrieren, ohne dabei irgendwie von Angst
bestimmt zu sein. Wenn Sie sich die Signale bewußt machen, die den Impuls zu rauchen auslösen, können Sie die
Kette aus Reiz und Reaktion durchbrechen. Der Verlust
an Aufmerksamkeit verleitet uns zu Handlungen, die unserer tiefverwurzelten inneren Intelligenz zuwiderlaufen.
Sobald wir dem Vorgang des Rauchens unsere volle Aufmerksamkeit zuwenden, können wir klarer erkennen, ob
wir tatsächlich rauchen wollen, oder ob wir den Wunsch
nach einer Zigarette nur irrtümlich für ein echtes Bedürfnis gehalten haben.

Dies in die Praxis umzusetzen ist erstaunlich einfach.
Machen Sie sich keine Gedanken darüber, wieviel Sie
rauchen. Fassen Sie keinen unumstößlichen, abrupten
Entschluß, das Rauchen aufzugeben. Beides wäre nur
eine weitere Belastung, der Sie ja durch das Rauchen ent-
kommen wollen. Rauchen Sie statt dessen, soviel Sie wollen. *Wenn* Sie es jedoch tun, sollten Sie sicher sein, daß
Sie es auch wollen. Reagieren Sie nicht unbewußt auf ver-
steckte Auslöser.

Die folgenden fünf Schritte erläutern diese Methode,
mit der Gewohnheit des Rauchens zu brechen.

Fünf Schritte zum Nichtraucher

1. Beobachten Sie einen oder zwei Tage lang, welche Si-
   gnale bei Ihnen den Impuls zu rauchen auslösen. Viele
   Menschen zünden sich nach dem Essen oder bei einer
   Tasse Kaffee reflexartig eine Zigarette an. Andere rau-

chen, während sie Auto fahren oder telefonieren. Sobald Sie etwas ohne bewußte Aufmerksamkeit tun, gewinnt das *Vata-Dosha* unversehens die Oberhand. Der
erste Schritt, das Rauchen aufzugeben, besteht darin,
automatische Impulse durch bewußte Absicht zu ersetzen.

2. Halten Sie einen Augenblick inne, sobald Sie sich dabei ertappen, daß Sie sich eine Zigarette anzünden.
   Fragen Sie sich, weshalb Sie zu diesem Zeitpunkt rauchen wollen. Ist es einfach ein Reflex, der eine andere
   Handlung begleitet, oder verlangen Sie nach der Zigarette um ihrer selbst willen? Wenn Sie feststellen,
   daß Sie impulsiv rauchen, machen Sie die Zigarette
   wieder aus, bis Sie einen echten Wunsch danach verspüren.

3. Wenn Sie wirklich eine Zigarette rauchen möchten,
   konzentrieren Sie sich auf diese Tätigkeit, ohne sich
   durch etwas anderes ablenken zu lassen. Suchen Sie
   sich einen ruhigen Platz, wo Sie während des Rauchens
   allein sein können.

4. Richten Sie Ihre Aufmerksamkeit während des Rauchens auf die Empfindungen, die Sie verspüren. Wie
   schmeckt der Rauch in Ihrem Mund? Wie fühlt er sich
   in Ihrer Lunge an? Spüren Sie während des Ein- und
   Ausatmens noch andere Empfindungen in Ihrem Körper? Lassen Sie die Zigarette nicht einfach »sich
   selbst« rauchen, sondern machen Sie sich bewußt, wie
   sich das Rauchen tatsächlich anfühlt.

5. Sobald Sie mit dem Rauchen fertig sind, notieren Sie
   Zeit und Ort in einem kleinen Notizbuch, Ihrem
   »Rauchertagebuch«. Schreiben Sie auch auf, was Sie
   während des Rauchens gedacht und gefühlt haben.
   Führen Sie diese Notizen bei jeder gerauchten Ziga-
   rette fort.

Wenn Sie diese Schritte befolgen, ersetzen Sie Ihre unbewußte Gewohnheit durch eine bewußte Aufmerksamkeit
für das, was Sie tun. Das ist bereits ein bedeutender Fortschritt auf dem Weg, den Zigarettenkonsum einzuschrän-
ken und die Gewohnheit schließlich ganz aufzugeben.

HOHER BLUTDRUCK

Wir haben uns mit der vielschichtigen Bedeutung des
Herzens für die Gefühle und die Spiritualität in unserem
Leben befaßt. Auf der einfachsten Ebene jedoch arbeitet
das Herz immer noch als Pumpe, deren Kontraktionen
den Druck erzeugen, der das Blut durch den Körper zir-
kulieren läßt. Wird dieser Druck zu hoch, hat das gefähr-
liche und sogar lebensbedrohliche Folgen. Hypertonie –
so der medizinische Ausdruck – schädigt nicht nur die
Herzkranzgefäße, sondern auch Gehirn, Augen und Nieren. Und, was noch bedrohlicher ist, der erhöhte Blutdruck bleibt unter Umständen lange Zeit unbemerkt, ehe
ernsthafte Schäden auftreten. Mehr als die Hälfte der
Menschen über 60 Jahre hat zu hohen Blutdruck, und
dieser Prozentsatz steigt mit zunehmendem Alter.

Der Blutdruck ist vergleichbar mit der Last, die der
Herzmuskel bei jedem Zusammenziehen anheben muß.
Je höher der Blutdruck, desto schwerer die zu leistende
Arbeit. Das Herz funktioniert wie ein Langstreckenläufer: Ein gesundes Herz ist zäh, mager und leistungsfähig.
Die Belastung durch den hohen Blutdruck zwingt das
Herz in die Rolle eines Gewichthebers. Wie die Bizeps-
muskeln eines Gewichthebers vergrößert sich zunächst
auch der Herzmuskel. Auf die Dauer gesehen, erlahmt jedoch die Kraft des Herzens bei seiner Aufgabe, gegen
den erhöhten Widerstand anzupumpen. Wenn einem Ma-

rathonläufer beim Training ein schweres Gewicht aufge-
bürdet wird, gewinnt sein Körper durch die Anstrengung
vielleicht zunächst an Stärke. Allmählich aber verschlechtert sich die Haltung des Läufers, seine Schritte werden
kürzer, bis er einfach völlig erschöpft ist. Auf ähnliche
Weise schwächt der Bluthochdruck langfristig den Herzmuskel. Oft entsteht daraus der lebensbedrohliche
Zustand der Herzschwäche (Herzinsuffizienz). Hoher
Blutdruck schädigt auch die inneren Schichten der Herzkranzgefäße und schafft so den Nährboden für die koronare Herzkrankheit.

Den Blutdruck zu messen gehört zwar in der ärzt-
lichen Praxis zu den Routineuntersuchungen, aber nur
wenige Menschen können mit dem aus zwei Zahlen bestehenden Ergebnis etwas anfangen. Der Arzt legt dabei
dem Patienten eine Manschette um den Arm, pumpt sie
auf und läßt die Luft wieder aus der Manschette hinaus.
Bei einem typischen Blutdruck von beispielsweise 110/70
bezeichnet der erste Wert den systolischen Druck und bezieht sich auf den arteriellen Druck, mit dem beim Zusammenziehen des Herzmuskels Blut in den Körper ge-
pumpt wird. Der zweite Wert, der diastolische Druck,
mißt den Druck, der bei der Erschlaffung des Herzmuskels im Gefäßsystem herrscht. Für Erwachsene gilt ein
Blutdruck von unter 140/90 als Normalwert. Am anderen
Ende der Skala zeigen Werte über 160/110 einen schweren Hochdruck an.

Das klingt zunächst eher simpel. Da aber der Blutdruck im Laufe des Tages großen Schwankungen unter-
liegt, ist die Auswertung bei dem einzelnen Patienten
relativ kompliziert. Der Streß, weil man sich in der Arzt-
praxis befindet, die Nachwirkungen sportlicher Übungen
und selbst die Sitzhaltung bei der Messung können die
Werte verfälschen. Mehr als ein Drittel der Patienten, die

bei einer Einzelmessung einen zu hohen Blutdruck aufweisen, zeigen Normalwerte, sobald die Messung wiederholt wird. Die Diagnose »Bluthochdruck« erfordert also sorgfältige und wiederholte Kontrollen.

Die Ursachen für den hohen Blutdruck sind von Patient zu Patient verschieden. Manchmal liegen die Auslöser auf der Hand: ausgeprägtes Übergewicht, Alkoholmißbrauch oder Bewegungsmangel. Dennoch tritt Bluthochdruck auch bei Patienten auf, die keines der genannten Merkmale aufweisen. Wahrscheinlich spielt dabei auch eine erbliche Veranlagung eine Rolle, obwohl nicht jedes Familienmitglied davon betroffen ist.

Die pharmazeutische Industrie hat Dutzende von Medikamenten gegen zu hohen Blutdruck entwickelt, und weitere werden folgen. Viele Patienten, besonders ältere Menschen, nehmen mehrere dieser Medikamente gleichzeitig ein und außerdem noch weitere Mittel, um deren Nebenwirkungen zu behandeln. Wenn Ihr Arzt Ihnen Medikamente gegen Bluthochdruck verordnet, bitten Sie ihn darum, Ihnen die Wirkungsweise, die möglichen Risiken, die positiven Auswirkungen und die zu erwartenden Nebenwirkungen ausführlich zu erklären. Außerdem sollten Sie sich über die Wechselwirkungen mit anderen Medikamenten informieren, die Sie gegebenenfalls gleichzeitig einnehmen.

Bei der Behandlung des Bluthochdrucks spielen eine gesunde Ernährung, geeignete Sportarten und die tägliche Meditation eine ebenso wichtige Rolle wie die Einnahme von Medikamenten. Das amerikanische »National Institute of Health« hat die Meditation ausdrücklich als geeignetes Mittel zur Streßminderung anerkannt und empfiehlt sie bei schwächerem Bluthochdruck anstelle von Medikamenten. Wenn ein Arzt nach sorgfältiger Untersuchung festgestellt hat, daß Sie an Hypertonie leiden,

können die im zweiten Teil dieses Buches beschriebenen
Änderungen der Lebensweise eine wesentliche Besse-
rung bewirken.

ÜBERGEWICHT

Stark übergewichtige Menschen leben nachgewiesener-
maßen mit einem hohen Risiko für viele Erkrankungen,
darunter Krebs, Zuckerkrankheit und koronare Herzkrankheit. Ist das Übergewicht jedoch nicht so ausgeprägt, wird die Situation im Hinblick auf Herz-Kreislauf-
Erkrankungen komplizierter. Da es keinen objektiven
Maßstab dafür gibt, wieviel ein Mensch je nach Alter und
Größe wiegen sollte, können zwei Menschen mit dem
gleichen Gewicht unterschiedlich stark gefährdet sein.
Ein muskulöser Sportler wiegt vielleicht mehr als ein
Mensch, der gleich groß ist, sich aber wenig Bewegung
verschafft. Das Gewicht spiegelt in keiner Weise ihr
jeweiliges Risiko, Herz-Kreislauf-Beschwerden zu entwickeln, wider.

Es gibt Anhaltspunkte für die Theorie, daß die Vertei-
lung des Gewichts am Körper bei der Herzkrankheit eine
größere Rolle spielt als die Anzahl der Pfunde. Bei Männern sammelt sich das Fett meist oberhalb der Taille, an
Bauch und Brust. Das bedeutet ein höheres Risiko für
Herzprobleme als die typisch weibliche Fettansammlung
an Hüften und Oberschenkeln.

Die Branche für Diätprodukte ist vermutlich der
größte Industriezweig in den USA, denn die Amerikaner
sind das dickste Volk der Welt, und sie werden immer
dicker. Aber wie beim Rauchen und bei Bluthochdruck
bewirken einschneidende Maßnahmen zur Gewichtsre-
duktion leicht das Gegenteil und sind unter Umständen

sogar gefährlich. Das gilt besonders, wenn – wie so oft – das Gewicht einer Person vor und nach diversen Schlankheitskuren dramatisch ansteigt oder sinkt. Der gesündeste Weg, um abzunehmen, besteht in einer Ernährungsweise, bei der das Vergnügen am Essen betont und die mit dem Übergewicht verbundenen Angstgefühle gleichzeitig abgebaut werden. Dieses Thema wird im fünften Kapitel in Teil zwei (»Nahrung für das Herz«) ausführlicher behandelt; Tips finden Sie auch in meinem Buch »Das Gewicht, das zu mir paßt«.

CHOLESTERIN

Cholesterin gehört zu den fettähnlichen Substanzen, die wir als Lipide bezeichnen. Es wird vom Körper selbst produziert, aber zusätzlich nehmen wir über bestimmte Nahrungsmittel größere Mengen an Cholesterin auf. In den letzten 20 Jahren ist der Begriff »hoher Cholesterinspiegel« fast gleichbedeutend mit »Herzinfarkt« geworden. Die schon erwähnte Langzeitstudie von Dr. Larry Scherwitz zu den Entstehungsursachen von Herzkrankheiten kam zu alarmierenden Ergebnissen: Männer im Alter zwischen 35 und 57 Jahren mit einem Cholesterinwert von insgesamt über 300 mg/dl (Milligramm pro Deziliter) zeigten im Vergleich zu Männern mit einem Cholesterinspiegel unter 180 mg/dl ein vierfach erhöhtes Risiko, innerhalb von sechs Jahren an einer koronaren Herzkrankheit zu sterben.

Die Botschaft scheint eindeutig: Senken Sie Ihren Cholesterinwert auf einen möglichst niedrigen Stand, und halten Sie ihn dort. Das ist allerdings ein ziemlich oberflächlicher Rat, denn bei näherer Betrachtung des Cholesterins ergeben sich einige wichtige Nuancen.

Blut besteht größtenteils aus Wasser. Im Idealfall ist es eine dünnflüssige, sauerstoffhaltige Lösung, die sanft durch die Venen und Arterien des Körpers fließt. Durch die Fette und Öle wird das Blut dickflüssiger und schwerer, so daß das Herz beim Pumpen mehr leisten muß. Aber das Cholesterin erhöht nicht einfach nur die Zähigkeit des Blutes. Sobald die Gefäßinnenwände übermäßig beansprucht oder gar zerstört worden sind, lagert sich das LDL – Low Density Lipoprotein (also Lipoprotein von geringer Dichte) – an der geschädigten Stelle ab. Daraus entsteht schließlich ein dicker Belag, die sogenannte arteriosklerotische Plaque, der die Arterie einengt und den Nährboden für einen Herzinfarkt bildet. Die zweite Art von Cholesterin ist das HDL – High Density Lipoprotein (Lipoprotein von hoher Dichte) – das sogenannte »gute« Cholesterin. Es wirkt entgegengesetzt, kann also abgelagertes Cholesterin wieder aus den blockierten Arterien abtransportieren. Das Verhältnis von »bösem« oder »schlechtem« zu »gutem« Cholesterin im Blut ist somit ein sehr wichtiger Wert.

Für unsere Zwecke seien noch zwei bedeutsame Punkte angemerkt. Erstens können Sie den Cholesterinspiegel Ihres Blutes durch Umstellungen in der Ernährung senken. Praktische Hinweise dazu finden Sie weiter hinten in diesem Buch. Je größer die Veränderungen in der Ernährung, desto stärker die Auswirkungen auf den Cholesterinwert.

Zweitens: Wenn Sie Ihren Cholesterinspiegel wirklich drastisch senken wollen, werden Sie höchstwahrscheinlich nicht nur Ihre Ernährung umstellen müssen. Wie bereits im Abschnitt über das Rauchen erörtert, beeinflussen derart radikale Veränderungen jedoch alle Lebensbereiche, nicht nur Ihre Gefäßwände. Einiges wirkt sich vielleicht positiv aus, anderes eher negativ. Eine

ganzheitliche Behandlungsmethode sollte alle Aspekte
dieser Veränderungen einbeziehen. Die Senkung des
Cholesterinspiegels verlängert vielleicht Ihr Leben, aber
dieser positive Effekt wird zunichte gemacht, wenn Ihnen
dadurch das Leben vergällt wird. Wenn Sie andererseits
den Cholesterinspiegel nicht als absoluten Wert, sondern
als Signal dafür sehen, Ihr Leben so zu leben, wie Sie es
eigentlich schon immer wollten, haben Sie wirklich etwas
für Ihre Herzgesundheit getan.

ERBLICHE BELASTUNG

Die Rolle der Vererbung bei koronaren Herzkrankheiten
ist mit Mißverständnissen belastet. Soviel scheint klar:
Wenn Ihre Eltern oder nahe Verwandte im Alter von weniger als 50 Jahren an einem Herzinfarkt gestorben sind,
haben Sie statistisch gesehen ein höheres Risiko, eine
koronare Herzkrankheit zu entwickeln als jemand, der fa-
miliär nicht belastet ist. Das gilt auch, wenn andere Risikofaktoren, die in früheren Generationen eine Rolle
spielten, wie beispielsweise das Rauchen, abgebaut wurden. Genauer gesagt, Menschen, in deren Familien eine
Neigung zu extrem hohen Cholesterinwerten (von 300
mg/dl und darüber) besteht, haben ein größeres Risiko,
frühzeitig eine Herzkrankheit zu entwickeln.

Wenn es heißt, in Ihrer Familiengeschichte gebe es
eine erbliche Bereitschaft zum Herzanfall, so ist diese
Aussage ein Risiko, das schwerer wiegt als die genetischen
Faktoren. Niemand sollte sich dazu »verdammt« fühlen,
einen Herzinfarkt zu bekommen. In den USA sind die
oben erwähnten, scheinbar vererbten hohen Cholesterinwerte für einen von 500 Todesfällen verantwortlich – der
Anteil der durch koronare Herzkrankheiten verursachten

Todesfälle insgesamt ist jedoch viel höher. Verglichen mit Krankheiten, in denen die familiäre Belastung tatsächlich eine Rolle spielt – Mukoviszidose zum Beispiel – werden Herzkrankheiten durch genetische Faktoren kaum beeinflußt. Jedenfalls ist die Vergangenheit unserem Einfluß entzogen und lenkt uns nur von den positiven Maßnahmen ab, die für die Zukunft viel wichtiger sind: Ernährung, körperliche Bewegung und Aktivitäten, die uns Freude machen.

H

D[...] narerkrankung wird häufig auf e[...] zkranzgefäße zurückgeführt. Wo [...]chen ist, sammeln sich Chole-s[...] und bilden eine Auflagerung ([...] Arterien zu und blockiert den [...]en haben, sind Rauchen und [...] Ursachen für Schädigungen der Gefäßwände. Ein weiterer Schuldiger ist das Homozystein, eine toxische Aminosäure. Wir nehmen sie aus Nahrungsmitteln auf, die reich an tierischem Eiweiß sind. Vermutlich werden Sie in der nächsten Zeit noch mehr über Homozystein und seine Rolle bei der Entstehung von Herzkrankheiten hören, da einige Wissenschaftler diese Substanz für einen wichtigen Risikofaktor halten.

Dr. Kilmer McCully von der Harvard University stellte im Jahr 1969 das erste Mal eine Theorie darüber auf, daß Homozystein eine Schlüsselrolle bei der Entwicklung von Herzkrankheiten spiele. Seine Vermutung gründete sich auf zwei Fälle, die er als Pathologe gesehen hatte. Es handelte sich um einen merkwürdigen Befund bei zwei kleinen Kindern, die an der seltenen Homozystinurie gelitten hatten. Diese Stoffwechselstörung mit einer stark erhöhten Konzentration der schwefelhaltigen Aminosäure Homozystein im Blut hatte eine schwere Arteriosklerose zur Folge, an der beide Kinder starben. McCully fragte sich damals, ob ein Zusammenhang zwischen dem Homozystein und den Herzerkrankungen bestand. Damals wurde die Diskussion allerdings von der Theorie beherrscht, Cholesterin sei für Herzerkrankungen verantwortlich. McCully bekam daher nicht genügend Forschungsgelder zusammen, um seine Forschungen zum Homozystein fortsetzen zu können. Heute jedoch wird seine Theorie als stichhaltig angesehen.

In einer Langzeitstudie mit nahezu 15000 gesunden Männern wurde festgestellt, daß hohe Homozystein-Konzentrationen mit einem dreifach erhöhten Infarktrisiko einhergehen. Eine andere Untersuchung hat gezeigt, daß ein hoher Homozysteinwert bei jungen Frauen das Risiko eines Herzanfalls verdoppelt. Eine weitere Studie belegt, daß nahezu ein Drittel der Erwachsenen über 67 Jahre hohe Homozystein-Konzentrationen aufweisen.

Die Homozystein-Theorie paßt gut zu den anderen bekannten Risikofaktoren. So senken zum Beispiel B-Vitamine die Homozystein-Konzentration im Blut. Interessanterweise steigt bei Frauen das Risiko von Herzerkrankungen, wenn sie die Antibabypille nehmen, die den Gehalt an Vitamin B6 verringert. Auch Rauchen, ein weiterer Risikofaktor, senkt den Vitamin-B-Gehalt im Blut. Die typische amerikanische Ernährung weist häufig einen Mangel an Folsäure auf, ein Vitamin aus dem Vitamin-B-Komplex. Eine Ernährung, die viel tierisches Eiweiß, Eier und Käse, aber wenig grüne Blattgemüse und Vollkorngetreide enthält, kann zu Vitamin-B-Mangel und hohen Homozystein-Konzentrationen führen.

Glücklicherweise läßt sich die Homozystein-Konzentration durch veränderte Ernährungsgewohnheiten und Vitaminzusätze auf ein gesundes Niveau senken.

HERZKRANKHEITEN BEI FRAUEN

Viele Frauen machen sich vielleicht insgeheim Sorgen, daß ihr Mann im Verkehrsstau, durch Streß am Arbeitsplatz oder bei sexueller Betätigung einen tödlichen Herzinfarkt erleiden könnte, aber nur wenige glauben, daß sie selbst daran sterben könnten. Daß es sich bei Herzerkrankungen um ein Problem der Männer handelt, ist merkwürdigerweise eine weitverbreitete Ansicht. Für Frauen ist sie geradezu riskant, denn sie sind ernsthaft gefährdet, obwohl die Häufigkeit von Herzinfarkten bei Männern deutlich höher ist.

Einige Frauen weisen ein bedeutend höheres Risiko dafür auf: Frauen in der Menopause, Zuckerkranke, Raucherinnen, Frauen, die rauchen und gleichzeitig die Pille nehmen, sowie übergewichtige Frauen.

Frauen mit einer Herzerkrankung oder einem entsprechenden Risiko sind heutzutage benachteiligt, wenn es um Diagnose und Behandlung geht. Das liegt zum Teil daran, daß in der Vergangenheit die meisten Untersuchungen zu Herzerkrankungen an Männern durchgeführt wurden. Sowohl die Ärzte als auch die Patientinnen selbst schätzen die Beschwerden falsch ein und bringen sie nicht immer mit einer behandlungsbedürftigen Herzerkrankung in Verbindung. Überdies sind einige diagnostische Untersuchungen, wie das Belastungs-EKG, für männliche Patienten ausgelegt. Die Testergebnisse von Frauen sind daher oft nur schwer zu interpretieren. Selbst bei einer richtig gestellten Diagnose

schlagen die gängigen Behandlungsmethoden, wie beispielsweise eine Bypass-Operation, bei Frauen nicht so
gut an. Außerdem geht es Frauen nach einem Herzinfarkt oder der Behandlung einer koronaren Herzkrankheit sozial und psychisch deutlich schlechter. Das erklärt
vielleicht auch, weshalb Frauen häufiger als Männer
innerhalb der ersten zwei Monate nach einem Infarkt
sterben. Auch die Häufigkeit eines erneuten Infarkts innerhalb eines Jahres ist bei ihnen dreimal höher. Ein wesentlicher Grund für diesen schlechteren Verlauf liegt
sicher darin, daß Frauen, die einen Herzinfarkt erleiden, im Durchschnitt älter sind als Männer, so daß ihr
allgemeiner Gesundheitszustand meist auch nicht mehr
so gut ist.

Wie wir bereits erörtert haben, stellt das Bewußtsein
einen der Hauptwege zur Heilung dar. Frauen wie Männer müssen sich der Risikofaktoren und Symptome der
Herzerkrankungen bewußt sein, damit sie ihr Herz schützen können, indem sie anstehende Probleme erkennen
und angehen.

Die Angst vor koronaren Herzkrankheiten bringt viele
Menschen dazu, ihren Lebensstil zu ändern. Am Ende
dieses Kapitels möchte ich noch einmal betonen, daß ein
durch Angst motiviertes Verhalten langfristig nicht erfolgreich sein kann. Aus Angst essen Sie vielleicht einen Salat
anstelle eines Hamburgers, aus Angst schalten Sie den
Fernseher aus und gehen einmal um den Block – aber
diese Angst hat auch biologische Auswirkungen auf Ihren
Körper, und zwar ausgesprochen ungesunde. Wenn die
Angst vor einem zu hohen Cholesterinspiegel jede Mahlzeit in eine angstbesetzte Erfahrung verwandelt, sollten
Sie lieber damit aufhören, Ihr Cholesterin zu überwachen
und essen, was Ihnen wirklich schmeckt.

Man kann das Ergebnis einer Handlung nicht von ihren Anfängen trennen. Wir können also die körperlichen Auswirkungen einer veränderten Lebensweise nicht bewerten, ohne auch ihren emotionalen und spirituellen Ursprung zu berücksichtigen. Der Schlüssel zur Beseitigung von Risikofaktoren liegt darin, mit Freude zu akzeptieren, daß die Natur uns gesund sehen möchte. Gute Gesundheit ist deshalb kein Willensakt. Es geht nur darum, unsere wahren natürlichen Neigungen zu erkennen und ihnen zu folgen.

TEIL II

WEGE ZUM GESUNDEN HERZEN

1 DIE KORONARE HERZKRANKHEIT – FORMEN UND BEHANDLUNGS- ANSÄTZE

Die koronare Herzerkrankung kann eine ganze Reihe verschiedenen Formen annehmen. Bei manchen Menschen tritt die Krankheit plötzlich und in dramatischer Weise auf, während sie bei anderen einen allmählichen und vorhersehbaren Verlauf nimmt. In diesem Kapitel wollen wir vier Formen der KHK untersuchen: stumme Ischämie, stabile Angina pectoris, instabile Angina pectoris und Herzinfarkt. Dabei kommen die wichtigsten gängigen Behandlungsmethoden kurz zur Sprache.

STUMME ISCHÄMIE

Das Wort *Ischämie* kommt aus dem Lateinischen und bedeutet unterbrochene oder verminderte Durchblutung, wie sie in den Herzkranzgefäßen bei der koronaren Herzkrankheit auftritt. Die stumme Ischämie bezeichnet eine Minder- beziehungsweise Mangeldurchblutung, die sich nicht durch Beschwerden bemerkbar macht. Häufig wird diese Erkrankung erst durch einen Streßtest oder durch ein EKG während einer Routineuntersuchung festgestellt. Da es bei der stummen Ischämie keine Symptome zu behandeln gibt, sind die Therapiemöglichkeiten der Schulmedizin beschränkt. Es ist nicht einmal sicher, daß eine diagnostizierte stumme Ischämie wirklich der Vorbote schwerwiegenderer Probleme in der Zukunft ist. Bei einigen Patienten werden weitere Untersuchungen vorgenommen, während andere lediglich mit dem Rat entlassen werden, auf weitere Symptome zu achten.

Das Innere der Herzkranzgefäße weist keine Nervenenden auf, die uns bei verstopften oder geschädigten Gefäßen warnen würden. Selbst wenn Brustschmerzen auftreten, bleibt die Krankheit vielleicht unerkannt, weil der Patient eine hohe Schmerzschwelle hat oder andere Symptome die Erkrankung verbergen. Häufig verursacht die stumme Ischämie schwere Krankheitsbilder, ohne daß der Patient sich dessen bewußt ist. Selbst schwere Herzinfarkte können vollkommen schmerzlos verlaufen; der Herzmuskelschaden wird meist erst viel später erkannt. Daten der bereits erwähnten Framingham-Studie zeigen, daß etwa 15 Prozent aller Herzinfarkte »stumm« abliefen. Ebenso viele wurden fälschlich für eine Verdauungsstörung oder andere Beschwerden gehalten. In vielen Fällen erfahren wir natürlich überhaupt nichts über die Symptome eines Herzanfalls, weil er tödlich verlaufen ist.

STABILE ANGINA PECTORIS

Angina pectoris bedeutet ganz einfach »Brustbeklemmung«. Üblicherweise werden die hierbei entstehenden Schmerzen durch einen akuten Sauerstoffmangel der Herzkranzgefäße verursacht. Wenn die Schmerzen bei bestimmten Belastungen und unter vorhersehbaren Umständen auftreten, eher gleichbleibend sind und nicht bei jedem Anfall stärker werden, spricht man von einer stabilen Angina pectoris.

Ein Geschäftsmann zum Beispiel, der seinen Tag hauptsächlich im Sitzen verbringt, hat dabei wahrscheinlich keine Beschwerden. Wenn er jedoch mit seinen Kindern Fußball spielt, stellen sich Schmerzen im Brustraum ein. Für seine alltäglichen Bedürfnisse reicht die Durchblutung der teilweise blockierten Blutgefäße aus. Wenn der Sauerstoffbedarf des Herzmuskels unter starker Belastung jedoch ansteigt, können die Herzkranzgefäße nicht genügend Blut herbeischaffen.

Die Beschwerden einer stabilen Angina pectoris lassen sich meist durch Zurückhaltung auf seiten des Patienten vermeiden. Wenn der Geschäftsmann mit seinen Kindern nicht Fußball sondern Karten spielt, kann er die Brustschmerzen verhindern. Der Zustand seiner Herzkranzgefäße würde sich zwar erst bessern, sobald er einen gesünderen Lebensstil annähme – aber bei genügend Vorsicht können Jahre vergehen, bevor die Symptome stärker werden.

Es gibt eine ganze Reihe von Medikamenten zur Behandlung der stabilen Angina pectoris. Nitroglyzerin beispielsweise – als Tablette, Spray oder Pflaster – erweitert vorübergehend die Herzkranzgefäße und beseitigt den Schmerz. Vielen Patienten mit stabiler Angina pectoris wird geraten, vor jeder Tätigkeit, die das Herz anstrengen könnte, vorbeugend Nitroglyzerin zu nehmen. Andere gängige Medikamente sind Kalzium-Antagonisten, die den Sauerstoffbedarf des Herzens verringern und gleichzeitig die Arterien am Herzen erweitern. Es werden auch Betablocker verschrieben, die die Herzfrequenz verlangsamen und den Blutdruck senken.

In den letzten zehn Jahren ist dem bekannten Medikament Aspirin (Azetylsalizylsäure, ASS) viel Aufmerksamkeit geschenkt worden, weil es einen gewissen Schutz vor einem Erstinfarkt bieten kann und auch nach einem durchgemachten Infarkt die Wiederholungsrate senkt. In einer umfangreichen Studie über vier Jahre, an der mehr als 20 000 Versuchspersonen teilnahmen, traten bei Pati-

enten, die täglich eine halbe Tablette Aspirin einnahmen,
40 Prozent weniger Herzinfarkte auf als bei einer Kontrollgruppe. Trotz der erwiesenen Wirksamkeit hat die
Aspirin-Therapie auch Nachteile: Sie senkt zwar einerseits das Herzinfarktrisiko, erhöht jedoch andererseits die
Gefahr eines Schlaganfalls. Außerdem führt die Einnahme von Aspirin vielfach zu Reizungen des Verdauungssystems; es können Geschwüre im Magen und im
Zwölffingerdarm auftreten. Zudem ist die richtige Dosierung für eine Behandlung mit Aspirin niemals mit letzter
Sicherheit festgestellt worden.

INSTABILE ANGINA PECTORIS

Die instabile Angina pectoris ist durch zunehmend
schmerzhafte, unberechenbare Anfälle von Schmerzen
im Brustraum gekennzeichnet. Häufig bleibt unklar, weshalb die Beschwerden instabil sind, das heißt, warum sie
heftiger werden, nachlassen und wieder stärker werden.
Vielfach ist die Ursache ein Blutgerinnsel in einem Herzkranzgefäß, das bereits teilweise verengt ist. Die meisten
Ärzte weisen den Patienten in diesem Fall in ein Krankenhaus ein, wo sofort die Behandlung mit Medikamenten beginnt. Außerdem führt ein Herzspezialist weitere
Untersuchungen und Behandlungen durch, wie zum Beispiel eine Herzmuskel-Szintigrafie, eine Gefäßdarstellung
(Angiografie), eine Ballondilatation oder eine Bypass-
Operation.

Herzmuskel-Szintigrafie

Bei der Herzmuskel-Szintigrafie wird eine winzige
Menge einer radioaktiven Substanz, meist Thallium, in

eine Vene gespritzt. Das Thallium reichert sich in den gut durchbluteten Herzkranzgefäßen an. Mit entsprechenden Meßgeräten kann man die Thallium-Anreicherung in den verschiedenen Bereichen des Herzmuskels sichtbar machen. Idealerweise wird eine Herzmuskel-Szintigrafie auch unter Belastung durchgeführt, was aber nicht immer möglich ist. Das gewonnene Bild macht deutlich, welche Abschnitte des Herzmuskels aufgrund einer Gefäßverengung schlecht durchblutet sind. Es zeigt jedoch nicht die Einengungen oder Infarktnarben selbst.

Herzkatheter-Untersuchung

Eine Herzkatheter-Untersuchung (Koronarangiografie, Gefäßdarstellung) wird praktisch immer empfohlen, wenn der Patient wegen einer instabilen Angina pectoris in eine Klinik eingewiesen wurde. Durch diese Untersuchung lassen sich Größe, Lage und Ausmaß der Gefährdung durch arterielle Verschlüsse feststellen. Eine Gefäßdarstellung ist eine Art Röntgenaufnahme. Ein langer, sehr dünner Schlauch, der sogenannte Katheter, wird durch eine Arterie zum Herzen vorgeschoben. Dann wird ein Röntgenkontrastmittel in die Herzkranzgefäße gespritzt, um den Umfang der koronaren Herzkrankheit in den verschiedenen Abschnitten des Herzens zu bestimmen. Der ganze Untersuchungsvorgang wird auf einem Film dokumentiert. Die Herzkatheterisierung wird heute in vielen Kliniken durchgeführt, und statistisch gesehen ist das Risiko gering. Dennoch handelt es sich um einen größeren Eingriff. Der Patient wird einige Stunden überwacht und angewiesen, sich für die nächsten sechs bis acht Stunden hinzulegen.

Die Gefäßdarstellung ist eine außerordentlich nützliche Methode zur Bewertung der koronaren Herzkrankheit – sie hat jedoch auch Nachteile und Grenzen. In Deutschland wird sie etwa 120 000mal pro Jahr durchgeführt. Die Kosten sind beträchtlich, und es stellt sich die Frage, ob alle diese Untersuchungen tatsächlich notwendig sind. Vielfach wird den Patienten der Eindruck vermittelt, die Gefäßdarstellung sei die Voraussetzung für eine Ballondilatation und/oder eine Bypass-Operation, als gäbe es keine anderen Möglichkeiten, einen solchen Eingriff in den Körper zu vermeiden. Als Zweck der Angiografie wird heute angegeben, daß man anhand dessen entscheiden kann, ob eine Ballondilatation oder eine Bypass-Operation angezeigt ist – und in vielen Fällen erweisen sich diese invasiven, das heißt in den Körper eindringenden Eingriffe, auch tatsächlich als notwendig.

Man sollte jedoch nicht außer acht lassen, daß eine solche Gefäßdarstellung nicht in jedem Fall ein fehlerfreies und vollständiges Bild der koronaren Herzkrankheit bietet. Zwar stützt sie sich auf kostspielige, technisch ausgefeilte Geräte und speziell ausgebildetes medizinisches Personal, aber die Ergebnisse werden häufig ganz unterschiedlich interpretiert. Der eine Arzt mag eine Arterie als stärker eingeengt ansehen als sein Kollege. Außerdem zeigt eine Angiografie eher örtlich begrenzte Engstellen und Verschlüsse an, nicht aber ausgedehnte, ebenmäßige Auflagerungen und Plaques an den Gefäßwänden. Dadurch wird das Ausmaß einer weitgehenden Gefäßeinengung oftmals vielleicht nicht erkannt.

Abgesehen von der Frage der Zuverlässigkeit der Angiografie sollte jeder Herzpatient wachsam sein, wenn stillschweigend davon ausgegangen wird, daß es sich dabei lediglich um eine Vorstufe zur Ballondilatation oder zur Bypass-Operation handelt. Es gibt Alternativen zu diesen Eingriffen, zum Beispiel Umstellungen in der Ernährung, körperliche Bewegung und andere Methoden, mit denen ich Sie noch vertraut machen werde. Bevor Sie einem invasiven Eingriff zustimmen, sollten Sie gründlich erwägen, ob die alternativen Methoden nicht ausreichen, um die koronare Herzkrankheit zurückzubilden.

Ballondilatation

Die Ballondilatation (Koronarangioplastie, Gefäßaufdehnung) wird praktisch immer im Zusammenhang mit der Gefäßdarstellung (Herzkatheter-Untersuchung, Angiografie) angewandt, um im Kampf gegen die koronare Herzkrankheit »zwei Fliegen mit einer Klappe zu schlagen«. Hat man durch eine Gefäßdarstellung den Ort der Einengungen festgestellt, wird durch den Herzkatheter ein zweiter Katheter mit einem kleinen aufblasbaren Ballon an der Spitze in das verengte Herzkranzgefäß geführt. In der Engstelle wird der Ballon mit einer Flüssigkeit angefüllt, wodurch die Ablagerungen einfach in die Gefäßwand gedrückt werden. Durch das aufgeweitete Gefäß strömt nun wieder mehr Blut. In etwa einem Drittel der Fälle tritt die Einengung der Gefäße im Verlauf eines Jahres wieder auf; der Eingriff muß daher wiederholt werden. Gegenwärtig werden andere Abwandlungen der Herzkatheterisierung eingeführt, die einen Bohrer, Rotablator, eine Fräse, ein kleines rotierendes Messer oder Laser anstelle eines Ballons verwenden.

In Deutschland werden jedes Jahr mehr als hunderttausend Ballondilatationen durchgeführt, doch ist dieser Eingriff nicht für jede Form der Koronarerkrankung geeignet. Der ideale Kandidat verfügt über eine gute Herzfunktion, besonders im kritischen Bereich der linken Herzkammer, und nur wenige Engstellen in den Herzkranzgefäßen. Einem solchen Patienten bieten sich natürlich auch andere, nicht invasive Behandlungsmöglichkei-

ten. Zwar verläuft weniger als ein Prozent der Eingriffe
tödlich, aber vermutlich läge die Sterblichkeit für diese
Patienten in jedem Falle in diesem Bereich, auch wenn
sie sich keiner Ballondilatation unterzogen hätten.

Bypass-Operation

Bei der chirurgischen Revaskularisation, wie die Bypass-
Operation auch heißt, werden die Teile der Herzkranzgefäße, die örtlich verschlossen sind, durch »Umgehungs-
straßen« überbrückt. Dieser Eingriff wird empfohlen,
wenn ein oder mehrere Gefäße stark verengt sind und
eine Ballondilatation nicht in Frage kommt. Während der
Operation übernimmt die Herz-Lungen-Maschine vorübergehend die Aufrechterhaltung des Körperkreislaufs
und die Funktion der Lunge. Der Chirurg implantiert ein
Venenstück, das er zuvor aus dem Unter- oder Oberschenkel entnommen hat. Es können auch vorbereitete
Teile der Brustwandarterie »verlegt« werden, so daß es
nicht notwendig ist, Venenstücke aus anderen Körpertei-
len herauszuoperieren. Wie die Ballondilatation gehört
die Bypass-Operation heute zu den Routineeingriffen,
die jedes Jahr in großer Zahl durchgeführt werden. Sie
dauert etwa drei Stunden.

Ziel einer Bypass-Operation ist es zum einen, einen
tödlichen Infarkt bei drohendem Gefäßverschluß schon
vorbeugend zu verhindern, und zum anderen, die Lebensqualität der Patienten zu verbessern, die durch eine
instabile Angina pectoris schwer behindert sind. Bei 85
Prozent aller Bypass-Patienten verläuft diese Operation
erfolgreich, das heißt, die Beschwerden verschwinden
oder gehen zurück. Dennoch behebt ein solcher Eingriff
nicht die eigentlichen Ursachen der arteriellen Ver-
schlußkrankheit, ebenso wie eine Umgehungsstraße die

unpassierbare Landstraße zwar umgeht, die schadhafte Straße jedoch nicht repariert. Im Verlauf der nächsten zehn Jahre nach einer Bypass-Operation leiden bis zu 40 Prozent aller Patienten erneut unter einer koronaren Herzkrankheit; zuweilen bilden sich sogar in den Bypässen selbst neue Verengungen. Dieser Eingriff ist nicht ohne Risiko – einer bis drei von hundert Patienten sterben aufgrund der Operation – und stellt überdies keine langfristige Lösung für Herzprobleme dar. Im besten Fall verschafft er dem Patienten einen zeitlichen Aufschub, damit er die notwendigen Veränderungen seines Lebensstils vornehmen kann. Durch diese Umstellungen werden nicht nur die Auswirkungen, sondern auch die Ursachen der koronaren Herzkrankheit beseitigt.

HERZINFARKT

Wenn eine Kranzarterie vollständig verschlossen ist, wird der Herzmuskelbereich, den sie zu versorgen hat, von der Sauerstoffzufuhr abgeschnitten. Das Gewebe wird nekrotisch, das heißt, es stirbt ab und geht zugrunde. Je nach Umfang und Lage des betroffenen Bezirks wird die Herzfunktion eingeschränkt oder ganz zerstört. Diesen Vorgang bezeichnet man als »Herzanfall«. Der medizinische Ausdruck dafür ist Herzinfarkt. Der lateinische Begriff »infarcire« bedeutet wörtlich »hineinstopfen«; der Infarkt bezeichnet das Absterben eines Herzmuskelbezirks durch Sauerstoffnot infolge eines akuten Arterienverschlusses.

Die meisten Herzinfarkte entstehen, wenn ein Blutgerinnsel eine bereits verengte Arterie endgültig verstopft und so die Blutversorgung vollständig unterbricht. Der Patient spürt einen lang anhaltenden, schmerzhaften Druck in der Brust, oft begleitet von einem scharfen

Schmerz, der in die linke Schulter, den linken Arm und den Unterkiefer ausstrahlt. Es können auch Übelkeit, Erbrechen, Schweiß und Atemnot auftreten. Obwohl diese Beschwerden so dramatisch sind, erkennen viele Patienten sie nicht als typisch für einen Infarkt. Deshalb erliegen 60 Prozent der Patienten mit einem tödlichen Infarkt ihrem Leiden innerhalb einer Stunde nach dem Auftreten der ersten Beschwerden, ohne daß sie sich um ärztliche Hilfe bemüht hätten.

Obwohl ein Herzinfarkt »wie ein Blitz aus heiterem Himmel« kommen kann, kündigt sich aus ayurvedischer Sicht jede Krankheit durch warnende Vorboten an. Wenn man die Erkrankung verhindern oder zurückbilden will, darf man diese Warnsignale nicht unbeachtet lassen. Zu den Vorboten der koronaren Herzkrankheit, die sich früh zeigen, gehören Übergewicht, ein ständiges Gefühl des Ärgers, eine Angina pectoris sowie weitere der obengenannten Symptome. Kurz gesagt, das potentielle Opfer eines Herzinfarkts fühlt sich vorher häufig erschöpft, hoffnungslos oder deprimiert. Alle Warnhinweise helfen jedoch nicht, wenn das *Bewußtsein* des Patienten für die Signale aus dem Inneren seines eigenen Körpers nicht empfänglich ist.

Sie brauchen kein Stethoskop, um Ihrem eigenen Herzschlag zu lauschen. Fassen Sie heute den Entschluß, Ihre Aufmerksamkeit gezielt auf Ihr Herz zu richten und sich den wichtigen Lebensbereichen zuzuwenden, die das Herz symbolisiert. Die Techniken, die ich Ihnen im nächsten Kapitel vorstelle, werden Sie genau in dieser Absicht unterstützen.

2 MEDITATION – WO HERZ UND GEIST ZUR RUHE KOMMEN

Der Ayurveda bietet zahlreiche praktische Möglichkeiten, um die Gesundheit wiederherzustellen und zu erhalten. Der wirksamste und wichtigste Behandlungsansatz darunter ist meiner Ansicht nach die Meditation. Wie das Herz, von dem unsere körperliche und geistig-seelische Gesundheit abhängt, berührt auch die Meditation alle Ebenen unseres Seins und überschreitet alle Trennungslinien zwischen Körper, Geist und Spiritualität.

Meditation wird oft als Entspannungstechnik dargestellt, aber diese Definition beschreibt ihren Zweck innerhalb der Lehre des Ayurveda nur unvollständig. Das eigentliche Wesen der Meditation liegt darin, tief im Inneren des eigenen Geistes Stille zu entdecken, und diese Erfahrung ist etwas ganz anderes als bloße Entspannung. Die Weisen im alten Indien waren bereits völlig entspannt, als sie zu meditieren begannen. Es ging ihnen um etwas Tieferliegendes.

Durch Meditation – sei es Atem-Meditation, Urklang-Meditation mit einem *Mantra* oder die Herz-*Sutra*-Meditation – können Sie sich einen inneren spirituellen Bezugspunkt schaffen, der Ihr Ego in den Hintergrund treten läßt. In der Meditation betreten Sie die stillen Räume zwischen Ihren Gedanken, die Lücke, wo die ichbezogenen Belange verschwinden, und wo der Denkende, der Vorgang des Denkens und das Gedachte eine Einheit bilden.

Das klingt vielleicht ein wenig abstrakt und philoso-
phisch, aber zweifellos hat die Meditation greifbare positive Auswirkungen auf das Herz. Ende der siebziger Jahre
wurde bei einer Untersuchung in Israel festgestellt, daß
Patienten, die zweimal täglich meditierten, ihren Cholesterinspiegel von anfangs über 255 mg/dl um durchschnitt-
lich 30 Punkte senken konnten. Auch bei Personen mit
Werten im Normbereich zeigte die Meditationspraxis positive Effekte. Vergleichbare Erfolge kann kein Diät- oder
Übungsprogramm vorweisen. Ich bin davon überzeugt,
daß Ihre geistige und emotionale Verfassung mehr Einfluß
auf einen hohen oder niedrigen Cholesterinspiegel hat als
alles andere. Wenn wir in der Meditation in einen Zustand
ruhevoller geistiger Wachheit eintauchen, verändert diese
Erfahrung buchstäblich die Chemie in unserem Körper.

ATEM-MEDITATION

Dies ist eine der leichtesten und rasch zugänglichen Formen der Meditation, und gleichzeitig eine äußerst wirksame Technik. Indem Sie sich auf Ihre Atmung konzentrieren, kommt das alltägliche Gewirr Ihrer Gedanken zur
Ruhe. Das wirkt wiederum wohltuend auf das Herz und
läßt den ganzen Körper gesunden.

Meditieren Sie zweimal täglich – 20 bis 30 Minuten
lang – morgens und am frühen Abend. Suchen Sie sich
einen ruhigen, angenehmen Ort, wo Sie nicht gestört
werden, und folgen Sie den sieben Schritten.

1. Schließen Sie die Augen. (10 Sekunden)
2. Lenken Sie Ihre Aufmerksamkeit ungezwungen auf
   Ihre Atmung. Achten Sie darauf, wie Sie ein- und ausatmen. (30 Sekunden)

3. Achten Sie weiterhin auf Ihre Atmung, ohne den Atem zu kontrollieren oder zu beeinflussen. (15 Sekunden)

4. Dabei stellen Sie vielleicht fest, daß Sie schneller oder langsamer, tiefer oder flacher atmen, oder daß sich der Atemrhythmus verändert. Möglicherweise setzt die Atmung sogar einen Augenblick lang vollständig aus. Beobachten Sie diese Veränderungen ruhig und ohne sich dagegen zu wehren. (1 Minute)

5. Zu Beginn der Meditationssitzung wandert Ihre Aufmerksamkeit vielleicht zu einem Gedanken, einer körperlichen Empfindung oder einer anderen Ablenkung. Wenn Sie bemerken, daß Sie nicht auf Ihre Atmung achten, kehren Sie mit Ihrer Aufmerksamkeit ganz natürlich dazu zurück. (1 Minute)

6. Lassen Sie alle Erwartungen los, die sich während der Ausübung der Atemtechnik einstellen. Wenn Sie feststellen, daß Ihre Aufmerksamkeit von einem bestimmten Gefühl, einer Stimmung oder Erwartung angezogen ist, behandeln Sie all dies wie jeden anderen Gedanken auch. Kehren Sie mit Ihrer Aufmerksamkeit sanft wieder zum Atmen zurück. (20 bis 30 Minuten)

7. Öffnen Sie nun langsam Ihre Augen, und nehmen Sie Ihre Umgebung wieder bewußt und mit allen Sinnen wahr.

Sie können diese Technik erweitern, indem Sie Ihre Aufmerksamkeit allmählich von der Atmung zum Herzen hin verlagern. Spüren Sie, wie die Luft beim Einatmen in Ihren Brustkorb einströmt. Stellen Sie sich vor, wie Ihr Atem die leeren Hohlräume Ihres Herzens füllt. Genau das geschieht, wenn das Blut durch Ihre Lungen fließt, Sauerstoff aufnimmt und wieder zum Herzen zurückkehrt.

Nachdem Sie Ihre Aufmerksamkeit ein paar Minuten lang auf dem Herzen haben ruhen lassen, öffnen Sie langsam wieder die Augen – wie am Ende der normalen Atem-Meditation.

URKLANG-MEDITATION

Urklänge sind Schwingungen der Natur, die das Universum strukturieren. Ebenso wie aus Samenkörnern Pflanzen wachsen, entstehen aus diesen Grundsilben ganze Sprachen. Klänge sind in der Natur allgegenwärtig. Wir hören sie, wenn der Wind in den Bäumen rauscht oder die Wellen gegen die Felsen krachen. Aus ayurvedischer Sicht kann man, indem man Urklängen lauscht, die eigene Verbundenheit mit der gesamten Schöpfung wiederentdecken und seine eigene innere Heilkraft beleben.

Die Urklang-Meditation verwendet Wurzeln des Sanskrit-Alphabets, aus denen *Mantras* gebildet werden. Die Klänge haben keinen Bedeutungsinhalt. Da sie frei sind von den Assoziationen, die die Wörter der Alltagssprache begleiten, unterbrechen die Urklänge zeitweise den ständigen Strom unserer Gedanken. Mit einiger Übung verschafft Ihnen die Urklang-Meditation Zugang zu einer Ebene der tiefen Stille und heilenden Kraft.

Diese Methode erlernt man in Kursen, die von speziell ausgebildeten Lehrern veranstaltet werden. (Vgl. die Informationsadressen im Anhang).

GEHIRNWELLEN UND HERZSCHLAG

Eine der zahlreichen bemerkenswerten Fähigkeiten des Körpers besteht darin, elektromagnetische Energie zu erzeugen. Das geschieht hauptsächlich im Gehirn und im Sinusknoten des Herzens. Die im Herzen gebildete elek-

trische Energie ist jedoch stärker als die der Hirnstrom-
tätigkeit – sogar vierzig- bis sechzigmal stärker. Weniger
bedeutsam als diese meßbare Stärke ist jedoch eine Ei-
genschaft, die als *Kohärenz* (Übereinstimmung) bezeichnet wird.

Ein hoher Grad an Gehirnwellenkohärenz ist dann gegeben, wenn das Gehirnwellenmuster in einem bestimmten Frequenzbereich eine gleichzeitige Übereinstimmung
von Grundschwingungen zeigt. Das zeigt sich anhand
eines EEGs (Elektroenzephalogramm), bei dem an verschiedenen Stellen am Kopf Elektroden angebracht werden. Die meisten Menschen weisen einen eher geringen
Grad an Gehirnwellenkohärenz auf. Das Dickicht ihres
inneren Dialogs bewirkt, daß die Gehirnwellen der verschiedenen Frequenzen nicht synchron verlaufen. Eine
erhöhte EEG-Kohärenz steht deutlich mit einer verbes-
serten Lernfähigkeit, Gedächtnisleistung, Aufmerksam-
keitsspanne, Kreativität und sogar einer gesteigerten
Heilkraft in Verbindung.

Auch die elektromagnetischen Wellen des Herzens
können auf ihre Kohärenz hin gemessen werden. Die
elektrische Energie, die im Sinusknoten gebildet und
mit einem EKG (Elektrokardiogramm) an verschiedenen
Stellen des Organs erfaßt werden, können chaotisch sein
und nicht übereinstimmend. Wenn sie aber sehr regelmäßig und synchron verlaufen, ist das ein Kennzeichen
für ein gesundes Herz.

Bis zu einem gewissen Grad sind die elektromagnetischen Ströme des Gehirns und des Herzens voneinander
unabhängig. Wenn ein menschliches Herz, das aus dem
Körper entfernt wurde, in einer geeigneten Lösung ausreichend mit Nährstoffen versorgt wird, kann es unbegrenzt weiterschlagen: Das Herz benötigt das Hirn nicht
als Energiequelle. Allerdings beeinflußt ein hoher Grad

an Gehirnwellenkohärenz sehr wohl die Herztätigkeit: Die EEG-Kohärenz bringt den Energiefluß in beiden Organen und im ganzen Körper ins Gleichgewicht. Dies wirkt sich sehr positiv auf die Herzgesundheit aus.

Meditation ist eine sehr effektive Methode, die Gehirnwellenkohärenz zu steigern und damit auch das Herz zu heilen. Untersuchungen im »Institute of Heart Math« in Boulder Creek, California, haben gezeigt, daß sich durch meditative Bewußtseinszustände das elektromagnetische Feld des Herzens stabilisiert. Auch Gefühle wie Freude, Dankbarkeit und Liebe, die »aus dem Herzen« kommen, haben eine ähnliche Wirkung. Wenn Sie diese Gefühle in der nachstehend beschriebenen Herz-*Sutra*-Meditation beleben und Kraft daraus schöpfen, wird Ihr Herz durch Ihren Geist direkt auf positive Weise beeinflußt.

HERZ-SUTRA-MEDITATION

Das Sanskrit-Wort *Sutra* ist verwandt mit dem in der Medizin gebräuchlichen Begriff »Sutura« (Naht, Faden), aber auch mit dem Wort »Ligatur« (Bindung). Diese Wörter sind wiederum die Wurzeln des Wortes »Religion« (nach dem Lateinischen »religari«), das wörtlich »Gebunden-Sein« bedeutet. Wir könnten sagen, durch Religion nähen wir die Teile des Selbst zu einer Ganzheit zusammen. Wir heilen die Seele und machen den Körper gesund. Das sind die Zielsetzungen der *Sutra*-Technik, einer fortgeschrittenen Meditationsform.

In der Atem-Meditation und Urklang-Meditation sind wir in der Lage, eine Ebene tiefer Stille zu erfahren. Mit der *Sutra*-Übung bringen wir einen feinen Impuls in diese Stille. Es ist, als ob man einen winzigen Kieselstein in einen stillen Teich wirft. Er erzeugt eine kleine Welle, die sich nach allen Seiten ausbreitet. Die *Sutra*-Meditation belebt die Stille des Bewußtseins durch einen subtilen Wunsch.

Beginnen Sie mit fünf bis zehn Minuten Atem-Meditation, und verlagern Sie dann Ihre Aufmerksamkeit ganz allmählich zum Herzen. Als nächstes lassen Sie ganz sanft und ohne Anstrengung den Wunsch nach *Stille* in Geist und Körper entstehen. Lassen Sie die gedankliche Stille in Ihren Körper ausstrahlen wie leichte Wellen in einem Teich. Spüren Sie, wie in der Stille Herz und Geist eins werden.

Lassen Sie nun vier Worte in Ihr Bewußtsein einfließen. Das sind die *Sutras* – spirituelle Fäden, die Herz, Geist und Seele zu einer Einheit zusammennähen:

Frieden
Harmonie
Lachen
Liebe

Wiederholen Sie diese Worte in Gedanken viermal, und machen Sie nach jeder Wiederholung eine Pause von zehn bis fünfzehn Sekunden. Jedesmal, wenn das *Sutra*-Wort in Ihr Bewußtsein eintaucht, spüren Sie, daß es sich wie eine Welle in Ihrem Körper ausbreitet, und sogar außerhalb Ihres Körpers weiter in das Universum hinein fortsetzt. Mit der Zeit werden Sie imstande sein, die tiefe Stille in Ihrem Bewußtsein dabei ungestört aufrechtzuerhalten. Wenn Sie gelernt haben, den feinen Gedankenimpuls und gleichzeitig eine tiefe innere Stille zu erfahren, schwingen Ihr Herz und Ihr Geist im Gleichklang.

Betrachten Sie die Meditation als natürlichen Vorgang: Versuchen Sie nicht zu atmen, atmen Sie einfach. Ihr

Haar versucht nicht zu wachsen, es wächst einfach. Versuchen Sie niemals zu meditieren – meditieren Sie einfach. Es ist ein spontaner Vorgang. Es kann auch vorkommen, daß Sie in der Meditation einschlafen. Sehen Sie auch das als vollkommen natürlich an. Wahrscheinlich haben Sie den Schlaf gebraucht.

Der Ayurveda lehrt, unsere Meditationserfahrungen niemals zu bewerten. Es handelt sich dabei nicht um einen Film, einen sportlichen Wettkampf oder eine Mahlzeit. Machen Sie sich keine Gedanken darüber, ob Sie richtig oder falsch meditieren – diese Begriffe sind hier nicht angebracht. Versuchen Sie auch nicht, im nachhinein Ihre Leistung zu beurteilen. Schauen Sie lieber nach vorn, und freuen Sie sich darauf, daß die Meditation Ihr Herz heilt und alle Aspekte des Lebens harmonisiert.

3 LUST AN DER BEWEGUNG

Solange wir jung sind, macht uns jede Art von körperlicher Bewegung Spaß. Das Laufen, Springen und Spielen geschieht um seiner selbst willen. Später verändert sich das: Für einen Sportler ist körperliche Bewegung ein Aspekt des Wettkampfs; ein Jogger möchte dadurch in Form bleiben; ein Mensch mit Übergewicht, der sein Leben hauptsächlich im Sitzen verbringt, vermeidet Bewegung am liebsten ganz. Aus ayurvedischer Sicht dienen alle Arten von körperlicher Bewegung – selbst ihre Verweigerung – der Kommunikation mit dem eigenen Körper.

Damit ist nicht gesagt, daß es ebenso gesund ist, den ganzen Tag vor dem Fernseher zu sitzen wie jeden Tag acht Kilometer zu laufen. Es bedeutet, daß sowohl Marathonläufer als auch Stubenhocker auf die Signale ihres Körpers hören und sie verstehen sollten. Und wenn sie klug sind, passen sie ihre Lebensweise den entsprechenden Signalen an. Eine Läuferin beispielsweise spürt einen Schmerz in der Ferse: Das ist die Botschaft, daß sie ihr Laufpensum verringern soll. Ein wenig aktiver Mensch fühlt sich vielleicht schlaff und in trüber Stimmung: Sein Gefühlsleben verschlechtert sich, weil er seinen Körper vernachlässigt. Und natürlich erhalten beide Personen vermutlich auch Warnsignale vom Herzen – in Form von Schmerzen, Herzrhythmusstörungen oder sogar Ohnmachtsanfällen. Sobald diese beiden sehr unterschiedlichen Individuen auf die Hinweise aus ihrem Inneren reagieren, empfangen sie befriedigendere Signale. Auf diese Weise hat die Kommunikation zwischen Geist und Körper ihren Zweck erfüllt.

Es wird Sie vermutlich etwas Zeit und gesteigerte Aufmerksamkeit kosten, bis Sie gelernt haben, die Botschaften Ihres Körpers zu verstehen. Ob Sie bisher ein wenig aktives Leben geführt haben oder daran gewöhnt sind, sich bis an die Grenzen Ihrer Leistungsfähigkeit zu verausgaben –, in beiden Fällen haben Sie die Fähigkeit verloren, die Sprache Ihres Körpers wirklich zu verstehen. Vielleicht mißdeuten Sie das Bedürfnis nach etwas Süßem, das in Wahrheit durch Ängste hervorgerufen wird, als echtes Hungergefühl. Oder Sie halten Ihr tatsächliches Ruhebedürfnis für eine Schwäche, die nicht weiter beachtet werden sollte.

Bevor Sie also ein ayurvedisches Übungsprogramm aufnehmen, sollten Sie drei Prinzipien beherzigen, die für alle Konstitutionstypen gelten. Sie sind leicht zu befolgen, wie weit Sie sich auch immer von den wahren Bedürfnissen Ihres Körpers entfernt haben.

1. *Schöpfen Sie Ihre Leistungsfähigkeit*
nur zu 50 Prozent aus.
Dieser Punkt ist erreicht, wenn Ihre Atmung mühsam wird, die Bewegungen nicht mehr so flüssig sind und Sie sich einer Anstrengung bewußt werden. Mit etwas Erfahrung werden Sie diesen Punkt schon bald richtig einschätzen können. Untersuchungen haben gezeigt, daß das subjektive Erkennen der eigenen Belastungsgrenze ebenso aussagekräftig ist wie Ergometertests oder Langzeit-EKGs. Sowie sich Ihre Kondition verbessert, steigt auch Ihre Leistungsfähigkeit entsprechend an.

2. *Versuchen Sie, regelmäßig Sport zu treiben –*
   wenn möglich, jeden Tag.
   Bei richtiger Anforderung und einer richtigen Zeit-
   spanne wächst Ihre Freude an der täglichen Bewegung. Wenn Sie keine Lust mehr darauf verspüren,
   haben Sie sich wahrscheinlich zuviel zugemutet.
3. *Achten Sie auf Ihre Atmung und das Schwitzen.*
   Wenn Sie kurzatmig werden und stark schwitzen,
   strengen Sie Ihren Körper zu sehr an. Während der
   körperlichen Bewegung sollten Sie stets durch die
   Nase atmen können. Sobald sie durch den Mund atmen müssen, verringern oder verkürzen Sie die Übungen.

VORSICHT!

Wenn Sie herzkrank sind oder wenn Sie einige Zeit
körperlich nicht aktiv waren, beginnen Sie erst mit
einem Fitneßprogramm, nachdem Sie einen Arzt
konsultiert haben.

SPORTARTEN UND KONSTITUTIONSTYP

Um von körperlicher Bewegung wirklich zu profitieren,
sollten Sie Sportarten wählen, die Ihre *Doshas* ins Gleichgewicht bringen. Wenn Sie bisher nicht regelmäßig Sport
getrieben haben, beginnen Sie unabhängig von Ihrem
Konstitutionstyp am besten mit leichten Übungen. Ich
wiederhole: Fragen Sie Ihren Arzt um Rat, bevor Sie ein
neues Übungsprogramm aufnehmen.

• Vata-Menschen sollten leichte Körperübungen vorzie-
  hen, die ausgleichend wirken und das Strecken beto-

nen, denn das *Vata-Dosha* gerät durch Überanstrengung leicht aus dem Gleichgewicht. Wenn *Vata* Ihr vorherrschendes *Dosha* ist, sind lockere Spaziergänge, Radfahren, *Yoga*-Übungen und Tanzsport für Sie am besten geeignet.

• *Pitta*-Menschen lieben die Herausforderung, neigen aber dazu, sich zuviel abzuverlangen. Gehen und Laufen, Jogging, Skifahren, Radfahren und Schwimmen sind gute *Pitta*-Sportarten. Denken Sie aber daran, den Sport nicht so sehr als Wettkampf, sondern vor allem als vergnügliches Spiel anzusehen. Wenn der Konkurrenzaspekt zu sehr im Vordergrund steht – auch wenn Sie nur gegen sich selbst antreten – entstehen leicht Gefühle von Ärger und Feindseligkeit, die das Herz schädigen.

• *Kapha*-Menschen brauchen Sportarten, die Krafteinsatz und Ausdauer erfordern. Laufen, Radfahren, Schwimmen, Gewichtheben und Aerobics sind für *Kapha*-Typen geeignet. Obwohl *Kapha*-Menschen zuweilen etwas länger brauchen, bevor sie mit einem sportlichen Training beginnen, haben sie ein ausgezeichnetes Durchhaltevermögen und genießen einen Wettkampf unter Freunden. Ein regelmäßiges Trainingsprogramm gibt *Kapha*-Menschen die Möglichkeit, ihre Neigung zu Trägheit und ungesundem Eßverhalten zu überwinden, denn diese Gewohnheiten führen leicht zu koronaren Herzkrankheiten.

ATMEN SIE LEBENSKRAFT!

Jeder weiß, was geschieht, wenn wir aufhören zu atmen. Man braucht also kaum zu betonen, wie wichtig die Atmung für jede körperliche Betätigung ist. Nach ayurve-

dischem Verständnis erschöpft sich Atmen jedoch nicht
darin, Luft in die Lungen aufzunehmen. Der Vorgang des
Atmens hat in biologischer wie auch spiritueller Hinsicht
eine tiefe Bedeutung.

Das Sanskrit-Wort *Prana* bezeichnet die Energie, die
alle Wesen am Leben erhält. Atmen ist das wichtigste
Mittel, um dem Körper diese Lebensenergie zuzuführen.
Mit jedem Atemzug tauschen Sie Milliarden von Atomen
mit dem Universum, Ihrem erweiterten Körper, aus. Mit
dem Einatmen führen Sie Ihrem Körper Energie aus der
Umgebung zu, insbesondere Sauerstoff, der aus der
Lunge direkt in das Blut übergeht. Ein hoher Sauerstoff-
gehalt in der Atemluft und im Blut wirkt sich gesund-
heitsfördernd auf das Herz und den gesamten Körper
aus. Wenn die Atemluft mit Zigarettenrauch und an-
deren Umweltgiften belastet ist, verringert sich der
Sauerstoffgehalt des Blutes erheblich, und der gesamte
Gesundheitszustand wird in Mitleidenschaft gezogen.
Sauerstoffarmes Blut ist eine der Hauptursachen für eine
Schädigung der Gefäßwände der Kranzarterien. Derartige
Schäden können später zu koronaren Herzkrankheiten
führen.

Bewußtes Atmen – sei es während der Meditation oder
während körperlicher Übungen – ist der Gesundheit in
hohem Maße zuträglich. Nutzen Sie deshalb jede Gelegenheit, bewußt zu atmen. Konzentrieren Sie sich darauf,
tief und regelmäßig durch die Nase zu atmen, indem Sie
beim Einatmen Ihr Zwerchfell dehnen. Wenn Sie sich
müde oder unter Druck fühlen, kann bewußtes Atmen
Sie körperlich und seelisch entlasten.

Atemübungen

Pranayama ist die ayurvedische Wissenschaft der Atmung. Mit Hilfe der unten beschriebenen Atemübungen können Sie lernen, die in Sie einströmende Lebenskraft zu aktivieren und bewußt zu steuern. Die westliche Medizin würde sagen, Sie können Ihre Lungenkapazität und die mit jedem Atemzug aufgenommene Sauerstoffmenge vergrößern.

Gönnen Sie sich nach jeder Atemübung ein paar Minuten Ruhe. Lassen Sie die Augen geschlossen, atmen Sie langsam und gleichmäßig, und richten Sie Ihre Aufmerksamkeit nach innen. Achten Sie auf Ihren Körper und die Empfindungen, die Sie vielleicht in irgendeinem Körperteil spüren. Diese Ruhephase ist ein wichtiger Bestandteil aller *Pranayama*-Techniken.

UJJAYI

Ujjayi bedeutet im Sanskrit »Kontrolle durch Ausdehnung« und ist eine Atemübung zur Kühlung des Rachens. Da es darüber hinaus auch die Lunge und den Kreislauf mit zusätzlichem Sauerstoff versorgt, ist *Ujjayi* die wichtigste *Pranayama*-Technik für die Herzgesundheit.

Flüstern Sie zu Beginn der Übung den Laut »ha«. Konzentrieren Sie sich auf den Punkt, wo der Atem im Rachenraum entsteht. Schließen Sie den Mund, und atmen Sie durch die Nase. Wiederholen Sie nun den gleichen Flüsterlaut, ohne die Stimme zu gebrauchen. Der Laut entsteht beim Atmen an der Rachenhinterwand. Während Sie weiteratmen, spüren Sie, wie die Luft über den harten Gaumen im oberen Teil der Mundhöhle streicht. Der Laut sollte weich und zart sein. Schließen Sie die Augen, und atmen Sie einige Male leicht ein und aus. Sie brauchen sich dabei nicht anzustrengen; das Atmen sollte sich wie ein leises Schnarchen anhören.

Ujjayi wird am besten im Lauf von zwei bis drei Minuten fünfmal wiederholt. Diese Übung erweitert, verlängert und vertieft Ihre Atemzüge. Und, was vielleicht am wichtigsten ist: Wie durch Elektrokardiographie und andere Verfahren nachgewiesen, senkt *Ujjayi* die Herzfrequenz. Hochleistungssportler wenden *Ujjayi* an, um bei einem anstrengenden Training Müdigkeit abzubauen, und Herzpatienten benutzen diese Atemübung, um sich mit jedem Atemzug und jedem Herzschlag eine maximale Sauerstoffversorgung zu verschaffen. *Ujjayi* kann demnach wertvolle Dienste bei der der Rückbildung der koronaren Herzkrankheit leisten. Für Patienten, deren Herzen zu langsam schlagen oder die unter Herzrhythmusstörungen leiden, ist diese Technik jedoch nicht geeignet.

NADI SHODANA

Nadi Shodana bedeutet im Sanskrit »Reinigung der feinen Energiekanäle«. Diese Atemübung wirkt ausgleichend auf die Atmung und läßt Sie bewußter atmen. Dadurch wird Streß gelöst und das körperliche Gleichgewicht wiederhergestellt. Diese Übung ist besonders geeignet, ein gestörtes *Vata* zu beruhigen.

Setzen Sie sich bequem auf einen Stuhl mit gerader Rückenlehne, stellen Sie Ihre Füße flach auf den Boden. Sitzen Sie einen Augenblick ruhig da, und lenken Sie dann Ihre Aufmerksamkeit auf Ihren Atem.

Legen Sie den Daumen der rechten Hand neben die rechte Nasenöffnung und den Ring- und Mittelfinger neben die linke Nasenöffnung. Verschließen Sie das rechte Nasenloch behutsam mit dem Daumen, während Sie langsam durch das linke Nasenloch ausatmen.

Atmen Sie dann durch das linke Nasenloch leicht wieder ein. Verschließen Sie jetzt mit Ring- und Mittelfinger die linke Nasenöffnung, und atmen Sie durch das rechte Nasenloch aus. Dann atmen Sie durch das rechte Nasenloch leicht wieder ein. Verschließen Sie jetzt noch einmal die rechte Nasenöffnung mit dem Daumen, und atmen Sie langsam durch das linke Nasenloch aus.

Atmen Sie dann durch das linke Nasenloch leicht wieder ein. Verschließen Sie das linke Nasenloch mit Ring- und Mittelfinger, und atmen Sie durch das rechte Nasenloch wieder aus. Dann atmen Sie durch das rechte Nasenloch leicht wieder ein.

Achten Sie auf die Pausen zwischen den Atemzügen. Die Atmung sollte vollständig, langsam und leicht sein. Wiederholen Sie diese Übung innerhalb von vier bis fünf Minuten dreimal mit jedem Nasenloch.

BHRIMARI

Bhrimari bedeutet im Sanskrit »Hummel«. Diese Übung beseitigt Schlaflosigkeit und fördert den tiefen Schlaf, der für ein gesundes Herz äußerst wichtig ist.

Setzen Sie sich bequem auf einen Stuhl, halten Sie die Wirbelsäule gerade, und stellen Sie die Füße flach auf den Boden. Atmen Sie tief ein. Während Sie durch die Nase wieder ausatmen, erzeugen Sie weit hinten in der Kehle einen leisen, summenden Laut. Atmen Sie durch die Nase wieder ein, und wiederholen Sie den summenden Laut beim Ausatmen.

Wiederholen Sie diese Übung fünfmal im Lauf von zwei bis drei Minuten.

SITALI

Sitali bedeutet im Sanskrit »Kühlung«. Diese Übung beruhigt den Ärger und das Konkurrenzstreben, die ein gestörtes *Pitta* kennzeichnen. Benutzen Sie diese Technik, wenn Sie ärgerlich und körperlich oder emotional überhitzt sind.

Rollen Sie die Zunge röhrenförmig ein, als wollten Sie damit Wasser schlürfen. Atmen Sie durch die Nase oder vom hinteren Teil des Rachens her, wie in der *Ujjayi*-Technik. Machen Sie beim Einatmen ein schlürfendes Geräusch. Spüren Sie, wie kühlend der Atem wirkt, dann atmen Sie durch die Nase wieder aus.

Wiederholen Sie diese Übung fünfmal leicht und ohne Unterbrechung im Lauf von zwei bis drei Minuten.

KAPALABHATI

Kapalabhati bedeutet im Sanskrit »Erleuchtetes Haupt«. Die Übung regt *Kapha* an und versorgt das Geist-Körper-System mit Energie. Die Technik zielt darauf ab, den Bewegungsmangel zu beseitigen, der in vielen Fällen ein Risikofaktor der koronaren Herzkrankheit ist.

Setzen Sie sich bequem auf den Boden oder einen Stuhl mit gerader Rückenlehne, stellen Sie die Füße flach auf den Boden. Atmen Sie tief und kraftvoll durch die Nase aus, und ziehen Sie dabei das Zwerchfell beziehungsweise den Bauch stark ein. Das Ausatmen erfolgt aktiv, während sich das Einatmen danach passiv von selbst vollzieht. Atmen Sie weiter aktiv kraftvoll aus, das Aus- und Einatmen soll gleichmäßig sein.

Führen Sie zehn Atemzüge aus; wiederholen Sie die Übung dreimal. Atmen Sie zwischen den Übungen jeweils eine Minute langsam und tief. Falls Sie ein Schwindelgefühl oder ein Unbehagen spüren, unterbrechen Sie die Übung sofort, oder verringern Sie die Anzahl der Wiederholungen.

YOGA – EINHEIT VON KÖRPER UND GEIST

Zu Beginn dieses Kapitels wurde körperliche Bewegung als Mittel bezeichnet, die Kommunikation zwischen dem Geist und dem körperlichen Selbst zu beleben. In der ayurvedischen Tradition konzentrieren sich die Verbindungsstellen zwischen Bewußtsein und Physiologie in einer Reihe von Vitalpunkten, den sogenannten *Marmas*. Ebenso wie ein Fluß an einigen Stellen tiefer ist und rascher strömt, sammelt sich die durch körperliche Bewegung aktivierte Energie in diesen *Marma*-Punkten, wo sich die Energieströme kreuzen. Durch diese Punkte fließt körperliche wie auch geistig-seelische Energie und bildet über den ganzen Körper verteilt das Netz der *Marma*-Punkte. Insgesamt gibt es 107 *Marma*-Punkte, von denen drei besonders wichtig sind. Sie heißen im Sanskrit *Mahamarmas* oder »große *Marmas*«. Ein Punkt befindet sich auf der Stirn, ein zweiter am Unterbauch und der dritte, *Hridayamarma* (Herz-*Marma*), befindet sich im Herzen. Leichte Übungen, die das *Hridayamarma* stimulieren, sind für die körperliche und spirituelle Gesundheit des Herzens sehr wichtig. Die unten beschrie-

benen *Yoga*-Stellungen wirken heilend auf das Herz-
Marma.

Im Westen wird *Yoga* vielfach immer noch mit anstrengenden Stellungen und einer asketischen Lebensweise in
Verbindung gebracht, doch das sind Mißverständnisse.
Yoga bedeutet auf Sanskrit »Einheit« und hat den Zweck,
Geist und Körper im Zustand der Einheit zu verbinden.
Im Idealfall sind die *Yoga*-Stellungen nicht nur körperliche Übungen im sportlichen Sinn, sondern Wegbereiter
einer spirituellen Erfahrung. Wir wenden deshalb im
Yoga keine Kraft an, und jeder Impuls, eine Stellung
durch Anstrengung zu erreichen, ist ein Schritt in die
falsche Richtung. Das gilt besonders für die *Yoga*-Übun-
gen für das gesunde Herz: Nehmen Sie die Stellungen
langsam und entspannt ein. Der Alltag fordert von uns
häufig schon genug Mühsal und Konkurrenzdenken.
Richtig verstanden, wird *Yoga* mit bewußter Aufmerksamkeit, ohne Anspannung ausgeübt – sein Ziel ist Ausgewogenheit, nicht mühselige Pflicht.

Massage zum Aufwärmen

Diese kurze Massage regt den Blutkreislauf an und bewegt das Blut von den Extremitäten zum Herzen.

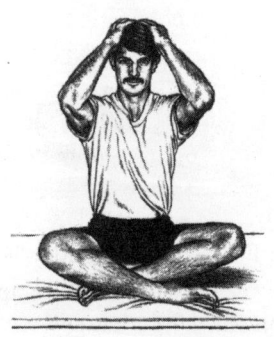

1. Setzen Sie sich bequem mit geradem Rücken und leicht gekreuzten Beinen hin. Pressen Sie beide Handflächen und die Finger flach auf die Schädeldecke. Bewegen Sie die Hände unter rhythmischem Drücken und Lockern allmählich über Gesicht und Hals hinab zur Brust. Beginnen Sie dann wieder von neuem am Scheitel. Bewegen Sie diesmal die Hände über den Nacken zur Brust.

2. Umgreifen Sie Ihre rechte Hand mit den Fingern und der Handfläche Ihrer linken Hand. Beginnen Sie bei den Fingerspitzen, und bewegen Sie die Linke allmählich mit abwechselnd zunehmendem und abnehmendem Druck über die Hand den Arm hinauf bis zur Schulter und Brust. Massieren Sie auf diese Weise zuerst die Oberseite des Arms, kehren Sie dann den Griff um und massieren Sie die Unterseite des Arms bis zur Brust. Wechseln Sie dann zum linken Arm und massieren ihn auf die gleiche Weise mit der rechten Hand.

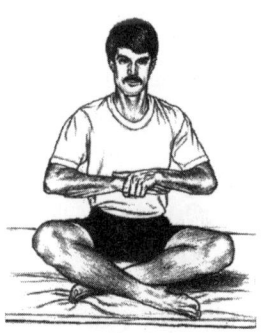

3. Legen Sie die Fingerspitzen beider Hände von rechts und links waagerecht an den Nabel. Beginnen Sie mit der Massage am Bauch, indem Sie mit den Fingerspit-

zen rhythmisch drücken und wieder loslassen. Bewegen Sie die Hände auf diese Weise allmählich bis in die Herzgegend.

4. Legen Sie beide Hände in Taillenhöhe von hinten ans Rückgrat. Lassen Sie die rhythmische Druckmassage nach oben über Rückgrat und Rippenansatz so weit wie möglich bis zur Höhe des Herzens wandern.

5. Massieren Sie, am rechten Fuß beginnend, Zehen und Fußsohle. Setzen Sie die Druckmassage fort, die Unterschenkel hinauf und über die Oberschenkel bis zur Taille. Gehen Sie anschließend zum linken Fuß über.

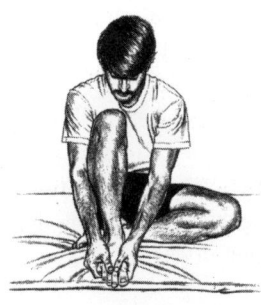

6. Legen Sie sich auf den Rücken, und ziehen Sie die Knie an die Brust. Schlingen Sie die Arme um die Knie. Heben Sie leicht den Kopf, und lassen Sie sich leicht auf die rechte Seite rollen, bis das Handgelenk den Boden berührt. Rollen Sie dann zur anderen Seite.

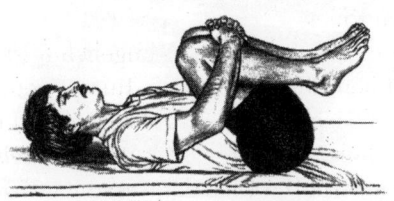

Rollen Sie fünfmal auf jede Seite. Strecken Sie dann langsam die Beine aus, bis Sie flach auf dem Rücken liegen. Ruhen Sie sich bequem mindestens eine Minute aus, bevor Sie sich aufsetzen.

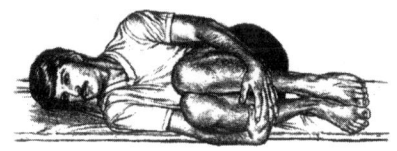

Yoga-Stellungen

DREHSITZ (MARICHYASANA)

Marichyasana öffnet den Brustbereich, vertieft die Atmung und fördert die Durchblutung der Organe im Oberkörper einschließlich des Herzens.

1. Setzen Sie sich mit gestreckten Beinen auf den Boden. Ziehen Sie das linke Bein an, bis der linke Fuß sich direkt neben dem rechten Knie befindet.
2. Stützen Sie sich mit der linken Hand hinter dem Körper auf dem Boden ab. Fassen Sie mit der rechten Hand das rechte Bein unterhalb des Knies. Drücken Sie mit dem rechten Unterarm gegen die Außenseite des linken Knies.
3. Atmen Sie so tief ein, wie es angenehm ist. Während Sie ausatmen, drehen Sie den Rumpf vom Steißbein ausgehend nach links, so daß Ihr Kinn sich nach rückwärts zur linken Schulter bewegt. Die Drehung sollte aus dem natürlichen Fluß des Ausatmens kommen.

4. Atmen Sie normal, und halten Sie diese Position, während Sie bis zehn zählen. Mit zunehmender Übung wird sich das Einatmen vertiefen. Kehren Sie dann langsam in die Ausgangsstellung zurück. Lassen Sie die Beine gestreckt, und wiederholen Sie die Übung mit dem anderen Bein. Wiederholen Sie die Übung anfangs abwechselnd jeweils dreimal, steigern Sie die Anzahl allmählich bis zu siebenmal.

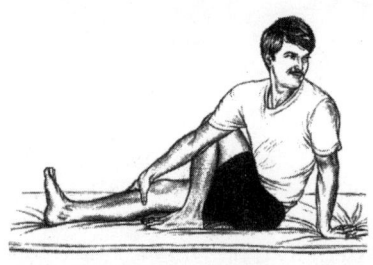

WACHE RUHELAGE (CHITASANA)

Diese Übung sieht sehr einfach aus, entwickelt jedoch sehr wirkungsvoll die Wahrnehmung für das Zusammenspiel des Geist-Körper-Systems. Lassen Sie Ihre Körperwahrnehmung während dieser Entspannungsübung zwanglos zum Brustraum gleiten. Wünschen Sie sich ein gesundes Herz.

1. Legen Sie sich flach auf den Rücken. Lassen Sie die Arme locker mit den Handflächen nach oben neben sich ruhen.
2. Erlauben Sie Ihrem Körper, sich zu entspannen. Schließen Sie die Augen, atmen Sie tief und natürlich ein, und lassen Sie Ihre heilende Aufmerksamkeit auf Ihrem Herzen ruhen.

3. Bleiben Sie in dieser Ruhelage mindestens eine Minute oder länger, falls es angenehm ist. Öffnen Sie dann langsam die Augen.

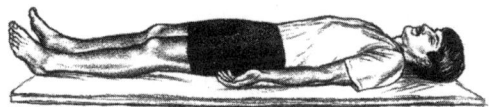

FITNESS FÜR HERZ UND KREISLAUF

Sobald Sie mit den in diesem Kapitel beschriebenen Atemübungen und *Yoga*-Stellungen vertraut sind, möchten Sie vielleicht Ihre Leistungen steigern, um Ihre Kondition zu verbessern. Das bringt eine Reihe von Vorteilen mit sich. Schließlich ist Bewegung für den Körper nur natürlich. Viele tausend Jahre lang waren unsere Vorfahren körperlich sehr aktiv. Erst dieses Jahrhundert bescherte weiten Teilen der Bevölkerung die Möglichkeit, ein »bequemes« Leben zu führen. Zuviel Bequemlichkeit ist jedoch häufig ein Fehler, denn klinische Untersuchungen haben schon in den fünfziger Jahren gezeigt, daß aktive Menschen ein geringeres Risiko haben, Herzkrankheiten zu entwickeln. Bei Menschen, die bereits Herzbeschwerden haben, kann eine sorgfältig überwachte Bewegungsbehandlung die Lebensqualität verbessern, das Risiko weiterer Erkrankungen senken und die Rückbildung der bestehenden Schäden unterstützen.

Ein wesentliches Element beim Aufbau körperlicher Fitneß ist das Bewußtsein für die inneren Signale des Körpers. Während Sie Ihre Leistungsfähigkeit steigern, sollten Sie gewohnheitsmäßig vor, während und nach je-

dem Training den Puls messen. In den ersten drei Monaten intensivieren Sie das Übungsprogramm am besten allmählich so, daß sich die Herzfrequenz im ersten Monat
um nicht mehr als 25 Prozent, in den folgenden zwei Monaten bis zu 50 Prozent erhöht. Wenn Ihre Herzfrequenz
in Ruhe beispielsweise 80 Schläge pro Minute beträgt,
sollte Ihr Puls im ersten Monat des Übens nicht über 96
Schläge pro Minute und in den folgenden Monaten nicht
über 112 Schläge pro Minute ansteigen. Spazierengehen,
gemächliches Schwimmen und Radfahren sind geeignete
Aktivitäten in dieser frühen Trainingsphase.

Nach drei Monaten mit diesen leichteren Übungen
können Sie Ihre Leistung steigern, um die für Ihre Altersgruppe empfohlenen Werte zu erreichen. Spazierengehen, Schwimmen und Radfahren sind dafür immer noch
sehr gut geeignet, aber Sie können sich beim Training
jetzt stärker belasten. Leichtes Joggen (»Traben«) ist
ebenfalls empfehlenswert.

Streben Sie am besten eine durchschnittliche Trainings-Herzfrequenz an, die 75 Prozent Ihrer Leistungsfähigkeit entspricht. Um diese Herzfrequenz festzustellen, ziehen Sie Ihr Alter von der Zahl 220 ab, und
multiplizieren Sie das Ergebnis mit 0,75. Wenn Sie beispielsweise 55 Jahre alt sind, können Sie die optimale
Herzfrequenz wie folgt berechnen:

$$220 - 55 = 165$$
$$165 \times 0,75 = 124 \text{ Schläge pro Minute}$$

Die meisten Menschen stellen fest, daß ein Übungsprogramm mit dieser Trainings-Herzfrequenz die besten Re-
sultate erzielt. Trainieren Sie dreimal pro Woche jeweils
20 bis 30 Minuten lang. Darüber hinaus beachten Sie
bitte folgende Punkte:

- Jedes Training sollte eine leichte Aufwärmübung, eine aktive und eine Abkühlphase enthalten.
- Während der aktiven Trainingsphase können Sie leicht ins Schwitzen kommen; Sie sollten jedoch niemals heftig schwitzen.
- Während des Trainings sollten Sie problemlos mit Ihrem Nachbarn sprechen können. Wenn Sie dazu zu kurzatmig sind, vermindern Sie die Anstrengung.
- Sie sollten vor allem Bewegungen üben, an denen Sie Spaß haben.

Die folgenden Vorsichtsmaßnahmen werden empfohlen, um die positiven Auswirkungen des Trainings zu optimieren und die mit jedem Fitneßprogramm für Herz und Kreislauf verbundenen Risiken zu minimieren:

- Warten Sie nach einer Mahlzeit mindestens eineinhalb Stunden, bevor Sie mit dem Training beginnen.
- Lassen Sie sich für das Aufwärmen und Abkühlen genügend Zeit. Machen Sie keine abrupten, heftigen Übungen.
- Trainieren Sie nicht, wenn Sie sich nicht wohl fühlen.

> Hören Sie sofort auf, wenn Sie Brustbeschwerden, Herzklopfen oder Schwindel verspüren, und benachrichtigen Sie umgehend Ihren Arzt.

Unten folgt ein Vorschlag für einen Übungsdurchgang von 40 Minuten, der Meditation und Körperübungen miteinander verbindet. Richten Sie Ihr eigenes Programm an diesem Beispiel aus. Natürlich können Sie die Dauer der einzelnen Elemente nach Ihren eigenen Wünschen abwandeln, aber bitte behalten Sie die Reihenfolge bei:

1. Meditation: 10 Minuten
2. *Yoga*-Übungen mit bewußtem Atmen: 10 Minuten
3. Leichtes Training: 20 Minuten
4. *Yoga*-Übungen: 5 Minuten
5. Ausruhen: 5 Minuten

4 MASSAGE – DIE HEILKRAFT DER BERÜHRUNG

Die Vorstellung, daß die Haut ein Organ unseres Körpers ist, mag für Sie ungewohnt sein. Tatsächlich ist die Haut nicht nur unser größtes Organ, sondern zudem eine reiche Quelle heilender Substanzen. Wenn sie durch Massage oder andere Berührungstherapien angeregt wird, produziert die Haut antidepressive, krebshemmende und verjüngende Wirkstoffe. Für unsere Zwecke ist besonders wichtig, daß sie auch Hormone produziert, die für einen gesunden Blutkreislauf und ein gesundes Herz sorgen.

Liebevolle Zuwendung hat eine immense Heilkraft. Alle Lebewesen drücken dies über den Tastsinn aus. Eine Hand auf dem Körper zu spüren, ist eine Wohltat für die Seele und dadurch für die gesamte Physiologie. Jeder neurochemische Wirkstoff in unserem Nervensystems kommt auch in der Haut vor. Da die Ausschüttung dieser Substanzen durch Berührungen angeregt wird, wirkt eine Massage besonders beruhigend auf den Geist. Zudem baut sie Emotionen wie Angst oder Ärger ab, die mit der koronaren Herzkrankheit in Verbindung gebracht werden.

In diesem Zusammenhang zitiere ich gern eine Studie aus dem Jahr 1970, die inzwischen so etwas wie ein Klassiker geworden ist. Im Rahmen einer Untersuchung koronarer Herzkrankheiten erhielten verschiedene Gruppen von Versuchskaninchen Futter mit einem sehr hohen Cholesteringehalt. Ein Mitarbeiter des Versuchslabors hatte die Angewohnheit, die von ihm betreuten Kaninchen aus den Käfigen herauszunehmen. Er streichelte sie und schmuste mit ihnen, bevor er ihnen das schädliche Futter gab. Er hatte zwar keinerlei Anweisungen, sich so zu verhalten, doch ergab sich daraus das wichtigste Forschungsergebnis der Studie: Bei den derart liebevoll umsorgten Kaninchen gab es deutlich weniger Arteriosklerose und viel weniger Herzerkrankungen aller Art. Das bloße Berühren dieser Tiere hatte die Fähigkeit ihrer Körper, Cholesterin zu verstoffwechseln, völlig verändert.

Dieses Ergebnis ist inzwischen durch umfangreiche Laborversuche über die zahlreichen positiven Auswirkungen von Berührungstherapien erhärtet worden. Massagen regen beispielsweise die Ausschüttung von Wachstumshormonen an, die den »Frühchen« bei der Gewichtszunahme helfen; sie stärken das Immunsystem und wirken stimmungsaufhellend; sie unterstützen die Produktion von natürlichen schmerzstillenden Substanzen im ganzen Körper, fördern die Entspannung und einen gesunden Schlaf.

Der Ayurveda hat nicht nur die Heilkraft der Berührung erkannt, sondern im Laufe der Jahrtausende auch wirksame Massagetechniken zu ihrer praktischen Nutzung entwickelt. Neben der Meditation, geeigneter körperlicher Bewegung und einer gesunden Ernährung sind Massagen ein wichtiger Bestandteil jedes Programms zur Vorbeugung und/oder Rückbildung der koronaren Herzkrankheit.

MASSAGE UND KONSTITUTIONSTYP

Eine Massage kann sanft sein oder auch kräftig, um tieferliegende Gewebeschichten zu erreichen. Sowohl die Art der Massage als auch das für Sie geeignete Öl sollten Ihrem Konstitutionstyp angepaßt sein. *Vata*-Menschen mit ihrer Tendenz zu Sorge und Rastlosigkeit zum Beispiel empfinden eine sanfte Massage mit schwerem, warmem Sesam- oder süßem Mandelöl als Wohltat.

Pitta-Menschen neigen zu Überhitzung und zu hitzebetonten Reaktionen wie entzündlichen Ausschlägen und anderen Hautproblemen. Die gleiche Reizempfindlichkeit zeigen auch die Herzkranzgefäße von *Pitta*-Typen. Sie sollten daher eine kräftige Massage mit kühlenden Ölen wie Kokos- oder Olivenöl erhalten.

Kapha-Menschen mit einem gestörten Gleichgewicht leiden häufig unter Bewegungsmangel und Trägheit. Die Massage sollte also diese Neigungen abbauen und den Energiepegel heben. *Kapha*-Typen reagieren am besten auf eine stimulierende Tiefenmassage mit leichten Ölen wie Sonnenblumen- oder Distelöl (Safloröl). Auch *Garshan*, die unten beschriebene ayurvedische Trockenmassage, ist für *Kaphas* sehr geeignet.

DIE AYURVEDISCHE ÖLMASSAGE

Eine Ölmassage gehört zu den angenehmsten Punkten in Ihrer Tagesroutine. Der *Abhyanga*, eine Ganzkörper-Öleinreibung, nimmt etwa zehn Minuten in Anspruch. Er wirkt positiv auf das Nervensystem und die endokrinen Drüsen, regt den Blutkreislauf an, verbessert den Muskeltonus und regt die körpereigene Produktion heilungsfördernder Wirkstoffe an.

Die Aufbereitung des Öls

1. Vor der Verwendung sollte das Massageöl aufbereitet werden. Erhitzen Sie das Öl langsam in einem Topf aus Glas oder Metall.

2. Geben Sie ein paar Tropfen Wasser ins Öl. Sobald die Wassertropfen knistern und zischen, nehmen Sie den Topf vom Herd. Überwachen Sie das Öl sorgfältig, damit es nicht anfängt zu rauchen und zu verbrennen.

3. Vor der Anwendung sollte das Öl wieder auf Körpertemperatur erwärmt werden. Dazu füllt man das Öl beispielsweise in eine kleine Plastikflasche und legt es einige Minuten in eine Schüssel mit heißem Wasser.

4. Führen Sie die Massage am besten im Badezimmer durch; manchmal wird etwas Öl verschüttet. Am besten legen Sie ein großes Badetuch oder eine Plastikfolie auf den Boden.

Wie Sie die Massage ausführen

- Beginnen Sie am Kopf. Geben Sie einen Eßlöffel warmes Öl auf die Kopfhaut. Massieren Sie wie beim Haarewaschen den Kopf in kreisförmigen Bewegungen mit den Handflächen. Gehen Sie dann zum Gesicht über. Massieren Sie mit den Handflächen die Stirn und die Schläfen, wieder in kreisförmigen Bewegungen. Dann folgt die Ohrenmassage.

- Geben Sie etwas Öl auf die Hände. Massieren Sie die Vorder- und Rückseite des Halses mit den Handflächen und den Fingern.

- Massieren Sie nun die Schultern und anschließend die Arme mit kreisenden Bewegungen an den Gelenken und mit langen auf- und abstreichenden Bewegungen an den gestreckten Partien.

- Gehen Sie zum Brustbereich über, und massieren Sie die Brust sanft kreisend, dann den Ober- und den Unterbauch.

- Massieren Sie nun, soweit Sie das ohne Anstrengung

können, mit auf- und abstreichenden Bewegungen den
unteren Rückenbereich und die Wirbelsäule.

- Es folgt eine kräftige Massage der Beine, mit auf- und
abstreichenden Bewegungen an den gestreckten Partien und mit Kreisbewegungen an den Knien und
Fußknöcheln.
- Massieren Sie auch die Füße kräftig mit den Handflächen und mit den Fingern die Zehen.
- Nach Abschluß der Massage sollte ein feiner, fast un-
sichtbarer Ölfilm auf der Haut verbleiben. Nehmen
Sie ein warmes (kein heißes) Bad oder eine warme Du-
sche. Benutzen Sie nur milde Seifen, damit Sie den Ölfilm nicht vollständig entfernen.

Die Mini-Ölmassage

Wenn Sie nicht genügend Zeit für eine Ganzkörper-Ölmas-
sage haben, können Sie auch eine ayurvedische Mini-Öl-
einreibung durchführen, die nur eine oder zwei Minuten
dauert. Diese Mini-Massage konzentriert sich auf Kopf und
Füße, deren Massage dem Körper am meisten zugute kommt.

- Geben Sie zu Beginn einen Eßlöffel warmes Öl auf die
Kopfhaut. Massieren Sie mit den Handflächen den
Kopf, dann das Gesicht. Massieren Sie die Stirn und
die Schläfen mit kreisförmigen Bewegungen. Dann
folgt die Ohrenmassage.
- Mit einem zweiten Eßlöffel Öl massieren Sie nun die
Füße kräftig mit den Handflächen. Die Zehen massieren Sie mit den Fingern.
- Gönnen Sie sich etwas Ruhe, damit das Öl einziehen
kann. Waschen Sie sich wie bei der Ganzkörper-Mas-
sage mit warmem Wasser und milder Seife, damit ein
feiner Ölfilm auf der Haut zurückbleibt.

DIE TROCKENMASSAGE

Für *Garshan*, die Trockenmassage, die am besten morgens vor dem Baden oder Duschen durchgeführt wird, braucht man weniger als fünf Minuten. Man benutzt dazu spezielle Handschuhe aus Rohseide. (Bezugsquellen finden Sie am Ende dieses Buches.) *Garshan* fördert die Durchblutung und ist besonders dazu geeignet, *Kapha*-Störungen auszugleichen. Da *Kapha* von Natur aus ein öliges *Dosha* ist, stellt eine Trockenmassage wie *Garshan* eine ausgezeichnete Alternative zur Ölmassage dar. Die Trockenmassage kann auch dazu benutzt werden, ein *Pitta*-Ungleichgewicht zu beseitigen.

- Ziehen Sie die Rohseidenhandschuhe an. Setzen Sie sich auf einen Hocker oder einen Stuhl mit gerader Rückenlehne. Massieren Sie mit beiden Händen den Kopf in zügigen Kreisbewegungen.
- Gehen Sie dann am Hals und an den Schultern zu langen Aufwärts- und Abwärtsbewegungen über.
- Massieren Sie in kreisförmigen Bewegungen über den Schultergelenken und in langen Strichen an den Oberarmen. An den Ellenbogen führen Sie kreisförmige Bewegungen aus.
- Massieren Sie die Unterarme mit langen Strichen, die Handgelenke mit kreisförmigen Bewegungen, die Hände mit geraden Strichen und die Fingergelenke mit kleinen Kreisen.
- Gehen Sie jetzt zur Brustpartie über. Massieren Sie den oberen Brustbereich mit langen, hin- und herverlaufenden, waagerechten Strichen. Sparen Sie dabei jedoch die unmittelbare Herzgegend und den Busen aus.
- Streichen Sie zweimal über den Bauch hin und her und dann zweimal in diagonaler Richtung. Mit diesem

abwechselnden Rhythmus bearbeiten Sie auch den
unteren Rücken, das Gesäß und die Schenkel. Körper-
partien mit verstärktem Fettansatz können Sie sich
etwas ausgiebiger widmen, da die Trockenmassage den
Kreislauf anregt und Giftstoffe löst.

- Stellen Sie sich jetzt hin, und bearbeiten Sie die Hüft-
gelenke mit Kreisbewegungen. Massieren Sie dann mit
geraden Strichen die Oberschenkel und die Unterschenkel, mit Kreisen die Knie und die Knöchel. Massieren Sie zum Schluß mit geraden Strichen die Füße.

5 NAHRUNG FÜR DAS HERZ

Unser Herz wird – ebenso wie alle anderen Teile unseres Organismus – aus der Energie und Information aufgebaut, die wir aus der Umgebung aufnehmen. An diesem vielschichtigen Prozeß sind alle unsere Sinne beteiligt. Neben der Atmung ist es allerdings die Nahrungsaufnahme, die uns am innigsten mit der Welt, in der wir leben, verbindet. Mit der wunderbaren Fähigkeit, Nahrung zu verarbeiten und unbrauchbare Stoffe auszuscheiden, ist das menschliche Verdauungssystem ein bemerkenswertes Beispiel biologischer Intelligenz.

Aus ayurvedischer Sicht sind eine vernünftige Ernährungsweise und eine geregelte Verdauung die Schlüssel zu guter Gesundheit. Wir nehmen komplexe Nahrungsmittel auf, zerlegen sie mit Hilfe der Verdauung in einfachere Bestandteile und schaffen aus diesen Nährstoffen fortlaufend neue Zellen und Gewebe. In jedem einzelnen Augenblick befindet sich unser Körper durch den Austausch von Rohmaterialien mit unserer Umwelt in einem ständigen Prozeß des Wandels. Wir sind, was wir essen.

Der Zusammenhang zwischen Ernährungsweise und dem Auftreten von Koronarerkrankungen ist heute unbestritten. Allerdings besteht keine Übereinstimmung über die Art dieses Zusammenhangs, und laufend werden neue Meinungen vorgetragen. Nach der zur Zeit allgemein vertretenen Ansicht sind Menschen, die große Mengen cholesterinhaltiger Nahrungsmittel und gesättigte Fettsäuren (hauptsächlich aus tierischen Lebensmitteln) zu sich nehmen, stärker gefährdet, eine koronare Herzkrankheit zu entwickeln.

Fette erhöhen den Cholesterinspiegel im Blut, wodurch unter Umständen Ablagerungen in den Herzkranzgefäßen entstehen. Obwohl wir weniger als 25 Prozent des vom Körper benötigten Cholesterins mit der Nahrung aufnehmen, haben unsere Eßgewohnheiten durchaus einen Einfluß auf den Gesamtcholesteringehalt im Blut. In den letzten hundert Jahren hat sich dieser Einfluß in die falsche Richtung entwickelt. Heute essen die Menschen bis zu 50 Prozent mehr Rindfleisch als noch zu Beginn des Jahrhunderts und nehmen damit zuviel Fett, Cholesterin und Eiweiß zu sich. Die Amerikanische Herzgesellschaft (»American Heart Association«, AHA) empfiehlt eine Ernährung, deren Fettanteil weniger als 30 Prozent der Gesamtkalorien beträgt.

Moderne Ernährungskonzepte betonen eine Verringerung des Fettkonsums und empfehlen statt dessen Gemüse, Obst und Ballaststoffe. Durch eine Kost, die hauptsächlich aus gesunden Nahrungsmitteln besteht, läßt sich der Cholesterinspiegel im Blut um bis zu 20 Prozent senken. Es gibt auch Hinweise darauf, daß die Antioxidantien in frischem Obst und Gemüse den Entstehungsprozeß der Arteriosklerose verlangsamen.

ERNÄHRUNGSBEWUSST ESSEN

Bewußt zu essen bedeutet zunächst einmal, Nahrungsmittel auszuwählen, die Ihnen geben, was Ihr Körper und Ihre Seele brauchen. Das Essen sollte nahrhaft zubereitet sein und unter angenehmen Umständen eingenommen

werden, die eine optimale Verdauung fördern. Mit den
folgenden Körperintelligenz-Techniken können Sie Ihren
Genuß an einer Mahlzeit steigern, so daß sie sowohl gesund für das Herz als auch köstlich ist.

- *Essen Sie erst dann, wenn Sie hungrig sind und die
  letzte Mahlzeit vollkommen verdaut ist.*
  Das dauert üblicherweise drei bis sechs Stunden.
- *Essen Sie nach Möglichkeit frisch zubereitete, gekochte
  Mahlzeiten.*
  Rohkost und aufgewärmte Reste sind schwer verdaulich. Sie können auch Kaltes, zum Beispiel einen Salat,
  essen. Im allgemeinen empfiehlt der Ayurveda aber
  gut durchgegarte Speisen.
- *Essen Sie in ruhiger, entspannter Atmosphäre.*
  Selbst wenn Sie nur 15 oder 20 Minuten Zeit zum Es-
  sen haben, sollten Sie alles andere beiseite lassen, da-
  mit der Körper sich auf das Essen und die Verdauung
  konzentrieren kann. Lärm und Ablenkungen sind dabei eher hinderlich.
- *Setzen Sie sich zum Essen stets hin, und essen Sie langsam.*
  Das erhöht Ihre Konzentration und steigert den Genuß.
- *Essen Sie nicht, wenn Sie aufgeregt sind.*
  Wenn Sie ärgerlich oder nervös sind, verschieben Sie
  das Essen, bis Sie sich wieder beruhigt haben.
- *Essen Sie nicht zuviel.*
  Der Ayurveda empfiehlt, nur drei Viertel unserer indi-
  viduellen Sättigungsmenge zu essen, weil das Verdau-
  ungsfeuer sonst gelöscht wird.
- *Vermeiden Sie kalte Nahrung und eisgekühlte Ge-
  tränke.*
  Sie kühlen das Verdauungssystem ab und fördern die

Bildung von Schlacken und Giftstoffen. Trinken Sie zu den Mahlzeiten warmes Wasser in kleinen Schlucken; das besänftigt den Verdauungstrakt und erleichtert die Verdauung.

* *Kauen Sie die Nahrung ausgiebig.*
  Das fördert nicht nur die Verdauung, sondern Sie nehmen auch den Geschmack der einzelnen Nahrungsmittel besser wahr.

* *Gönnen Sie sich nach dem Essen ein paar Minuten Ruhe.*
  In der Entspannung funktioniert die Verdauung besser.

DIE SECHS GESCHMACKSRICHTUNGEN

Jeder Bissen, den wir essen, liefert dem Organismus viele wertvolle Informationen. So kann unser Körper süßen Geschmack noch bei einem Verdünnungsverhältnis von 1 zu 200 wahrnehmen und einen bitteren in einer Verdünnung von 1 zu 2 Millionen!

Der Ayurveda unterscheidet sechs Geschmacksrichtungen. Süß, sauer, salzig und bitter kennen Sie bestimmt, aber scharf und herb sind Ihnen vielleicht weniger vertraut. Pikante, pfeffrige Lebensmittel wie Salsa (scharfe Soße) gehören in die Kategorie scharf. Herb ist jener Geschmack, bei dem sich der Mund zusammenzieht und trocken anfühlt, wie bei Granatäpfeln und Bohnen.

Jede Mahlzeit sollte idealerweise alle sechs Geschmacksrichtungen enthalten. Je nach Konstitutionstyp oder derzeitigem Gesundheitszustand können Sie jedoch auch eine bestimmte Geschmacksrichtung besonders zur Geltung bringen. Lesen Sie die folgenden Ernährungsratschläge im Hinblick auf Ihre individuelle Situation. Die

Empfehlungen helfen Ihnen, die drei *Doshas* auszugleichen und Ihre eigenen Bedürfnisse mit einem gesunden
Ernährungskonzept zu vereinbaren.

ERNÄHRUNG UND KONSTITUTIONSTYP

Der Ayurveda empfiehlt eine Ernährung, die entweder
Ihrem dominanten *Dosha* angepaßt ist – wenn sich Ihr
Geist-Körper-System im Gleichgewicht befindet –, oder
die ein aus dem Lot geratenes *Dosha* besänftigt. Darum
geht es bei den folgenden Ernährungsvorschlägen.

Obwohl ein *Vata*-Ungleichgewicht für das Herz sehr
belastend ist und unter Umständen die Gesundheit allgemein beeinträchtigt, sind es doch meist *Pitta*- oder *Kapha*-Störungen, die Koronarerkrankungen verursachen.
Bitte schenken Sie den Empfehlungen zur Beruhigung
dieser beiden *Doshas* besondere Beachtung.

Vata-ausgleichende Ernährung

Vata ist trocken, kalt, leicht und vor allem unberechenbar.
Zur Stabilisierung dieses *Doshas* sollten warme, gehaltvolle Speisen bevorzugt werden.

ALLGEMEINE RATSCHLÄGE:

- Essen Sie vorzugsweise warme, schwere und fetthal-
  tige Speisen, die gut gegart sind. Meiden Sie kalte,
  trockene, leichte und rohe Nahrungsmittel.
- Bevorzugen Sie die Geschmacksrichtungen süß, sauer
  und salzig statt scharf gewürzt, bitter und herb.
- Essen Sie größere Mengen, jedoch nicht mehr, als Sie
  problemlos verdauen können.

BESONDERE EMPFEHLUNGEN:

Milchprodukte – Alle Milchprodukte beruhigen Vata.

Süßmittel – Alle Süßmittel dämpfen (in Maßen verwendet) Vata.

Öle – Alle Öle beruhigen Vata.

Getreide – Reis und Weizen sind sehr gut. Gerste, Mais, Hirse, Buchweizen, Roggen und Hafer sollten Sie weniger essen.

Obst – Bevorzugen Sie süße, saure und gehaltvolle Obstsorten wie Orangen, Bananen, Avocados, Trauben, Kirschen, Pfirsiche, Melonen, Beerenobst, Pflaumen, Ananas, Mangos und Papayas. Essen Sie weniger trockenes oder herbes Obst wie Äpfel, Birnen, Granatäpfel, Preiselbeeren und Trockenobst.

Gemüse – Rote Bete, Gurken, Möhren, Spargel und Süßkartoffeln sind gut, allerdings in gegarter, nicht in roher Form. Folgende Gemüsesorten werden gegart und in kleineren Mengen gut vertragen, besonders wenn sie mit Ghee (geklärter Butter) oder *Vata*-beruhigenden Gewürzen zubereitet werden: Erbsen, Brokkoli, Blumenkohl, Sellerie, Zucchini und grüne Blattgemüse. Es empfiehlt sich, Sprossen und Kohl zu meiden.

Nüsse – Sämtliche Nußsorten sind gut.

Bohnen – Verringern Sie den Verzehr aller Bohnensorten mit Ausnahme von Tofu und Mungbohnensuppe (aus geschälten, halbierten Mungbohnen).

Gewürze – Kardamom, Kreuzkümmel, Ingwer, Zimt, Salz, Gewürznelken, Senfkörner und kleine Mengen schwarzer Pfeffer können verwendet werden.

Fleisch und Fisch (für Nichtvegetarier) – Huhn, Truthahn und Meeresfrüchte sind akzeptabel. Rindfleisch sollte gemieden werden.

Pitta-ausgleichende Ernährung

Da auch Entzündungen zu koronaren Herzkrankheiten
führen, ist es besonders wichtig, das »heiße« *Pitta-Dosha*
zu regulieren. Eine *Pitta*-ausgleichende Ernährung sollte
den Organismus kühlen, scharfe und stark gewürzte Speisen jedoch meiden.

ALLGEMEINE RATSCHLÄGE:

- Nehmen Sie vorzugsweise kühle oder warme Mahlzeiten zu sich. Meiden Sie dampfendheiße Speisen.
- Essen Sie süße, bittere und herbe Nahrungsmittel und
  wenig pikante, salzige oder saure Speisen.

BESONDERE EMPFEHLUNGEN:

Milchprodukte – Milch, Butter und Ghee beruhigen
  Pitta. Reduzieren Sie den Verzehr von Joghurt, Käse,
  Sauerrahm und Buttermilch (sie reizen *Pitta* durch
  ihren Säuregehalt). Eigelb erhöht *Pitta* und sollte ver-
  mieden werden.
Süßmittel – Außer Honig und Melasse können sämtliche
  Süßmittel verwendet werden.
Öl – Olivenöl, Sonnenblumenöl und Kokosöl sind am besten geeignet. Verwenden Sie wenig Sesam-, Mandel-
  und Maisöl. Diese Öle verstärken das *Pitta*-Dosha.
Getreide – Weizen, polierter Reis, Gerste und Hafer sind
  gut. Essen Sie wenig Mais, Roggen, Hirse und Natur-
  reis.
Obst – Bevorzugen Sie süße Obstsorten wie Trauben, Kirschen, Melonen, Beerenobst, Avocados, Kokosnüsse,
  Granatäpfel, Mangos, süße, vollreife Orangen, Ananas
  und Pflaumen. Essen Sie wenig saure Früchte wie

Grapefruit, Oliven, Papayas, Kakifrüchte sowie saure nicht durchgereifte Orangen, Ananas und Pflaumen.

Gemüse – Bevorzugen Sie Spargel, Gurken, Kartoffeln, Süßkartoffeln, Kürbis, Brokkoli, Blumenkohl, Sellerie, Okra, Salat, grüne Bohnen, Zucchini sowie grüne Blattgemüse wie Kopfsalat. Reduzieren oder meiden Sie scharfe Paprika, Tomaten, Karotten, Rote Bete, Zwiebeln, Knoblauch, Rettich, Radieschen, Spinat und Senfblätter.

Bohnen – Meiden Sie alle Bohnensorten, außer Tofu und Mungbohnensuppe (aus geschälten, halbierten Mungbohnen).

Gewürze – Zimt, Koriander, Kardamom und Fenchel sind gut. Die folgenden Gewürze heizen *Pitta* an und sollten nur in geringen Mengen verwendet werden: Ingwer, Kreuzkümmel, schwarzer Pfeffer, Bockshornkleesamen, Gewürznelken, Selleriesamen, Salz und Senfsamen. Chili und Cayennepfeffer sollten Sie überhaupt nicht verwenden.

Fleisch und Fisch (für Nichtvegetarier) – Huhn, Fasan und Truthahn sind vorzuziehen. Rindfleisch und Meeresfrüchte verstärken *Pitta* und sollten deshalb gemieden werden.

Kapha-ausgleichende Ernährung

Kapha, das kalte und feuchte *Dosha*, steht mit den Elementen Erde und Wasser in Verbindung. *Kapha* hat die Eigenschaften schwer und träge. Als Gegengewicht dazu sollten *Kapha*-regulierende Speisen leicht, warm und gut gewürzt sein.

ALLGEMEINE RATSCHLÄGE:

- Essen Sie vorzugsweise leichte, trockene und warme Speisen, und meiden Sie schwere, fette und kalte Mahlzeiten.
- Das Frühstück und das Abendessen sollten leicht sein. Bevorzugen Sie Speisen, die nicht zerkocht sind, frisches Obst und rohes Gemüse.
- Vorzugsweise pikante, bittere und herbe Speisen; wenig Süßes, Salziges und Saures

BESONDERE EMPFEHLUNGEN:

Milchprodukte – Im allgemeinen wenig oder keine Milchprodukte, außer entrahmter Milch

Süßmittel – Honig ist ein ausgezeichneter *Kapha*-Dämpfer. Meiden Sie aber alle Süßigkeiten, sie verstärken *Kapha*.

Getreide – Die meisten Getreidesorten sind gut für *Kapha*, besonders Gerste und Hirse. Weniger gut geeignet sind Weizen und Reis, da sie *Kapha* vermehren.

Obst – Leichte Obstsorten wie Äpfel und Birnen sind am besten geeignet. Essen Sie wenig schweres oder saures Obst wie Orangen, Bananen, Ananas, Feigen, Datteln, Avocados, Kokosnüsse und Melonen. Diese Früchte verstärken *Kapha*.

Gemüse – Fast alle Gemüsesorten sind geeignet, außer Tomaten, Gurken, Süßkartoffeln und Zucchini, die zu einem Anstieg von *Kapha* führen.

Bohnen – Alle Bohnen sind gut, außer Sojabohnen (einschließlich Tofu und Tempeh-Produkten), die *Kapha* anregen.

Öl – *Kapha* ist von Natur aus ein öliges Dosha. Da alle Öle somit Kapha verstärken, sollten Öle nur in geringen Mengen verwendet werden.

Nüsse – Möglichst wenig Nüsse.

Gewürze – Alle Gewürze sind gut, außer Salz. Meiden Sie Salz, da es *Kapha* verstärkt.

Fleisch und Fisch (für Nichtvegetarier) – Das weiße Fleisch von Huhn und Truthahn sowie Meeresfrüchte. Möglichst wenig rotes Fleisch.

	VATA-AUSGLEICHEND	PITTA-AUSGLEICHEND	KAPHA-AUSGLEICHEND
Allgemein	Bevorzugen Sie Warmes und Gehaltvolles	Vorzugsweise kühl	Vorzugsweise leicht
Sechs Geschmacks-richtungen	Vorzugsweise süß, sauer, gehaltvoll. Wenig scharf gewürzt, bitter, herb	Vorzugsweise süß, bitter, herb; wenig pikant, sauer, salzig	Mehr pikant, bitter, herb. Weniger süß, sauer, salzig
Getreide	Reis, Weizen	Weißer Reis, Weizen, Gerste, Hafer	Viele Getreidesorten, besonders Gerste und Hirse
Milchprodukte	Alle Milchprodukte	Meiden Sie Joghurt.	Reduzieren Sie alle Milchprodukte, außer entrahmter Milch.
Öle	Alle Öle	Oliven-, Sonnenblumen-, Kokosöl	Nur in geringen Mengen
Bohnen	Mungbohnen, Tofu	Meiden Sie alle Bohnen.	Alle Sorten, außer Sojabohnen
Gemüse	Wenig Sprossen, Kohl	Meiden Sie Tomaten, Zwiebeln, Rettiche und Radieschen.	Wenig Tomaten, Gurken, Süßkartoffeln, Zucchini
Obst	Süß, sauer, gehaltvoll	Meiden Sie saure Früchte.	Wenig saure, gehaltvolle Früchte
Gewürze	Ingwer, Kreuzkümmel, Zimt, Kardamom, Salz, Nelken, Senfkörner, schwarzer Pfeffer	Reduzieren Sie Ingwer, Kreuzkümmel, Bockshornkleesamen, Selleriesamen, schwarzen Pfeffer, Nelken, Senfkörner und Salz	Meiden Sie Salz.

DAS GEWICHT, DAS ZU IHNEN PASST

Wenn Sie Übergewicht haben, ist Ihr Risiko für eine koronare Herzkrankheit nachweislich erhöht. Wie bei allen Aspekten des Ayurveda spielt es auch beim Gewicht eine entscheidende Rolle, daß man lernt, seine eigenen Bedürfnisse zu erkennen. Sie sollten Ihr Idealgewicht nicht von einer willkürlichen Tabelle oder von den gängigen Schönheitsidealen bestimmen lassen. Ebenso ist es Ihre persönliche Entscheidung, auf welche Art und Weise Sie Ihr Ziel erreichen wollen.

Unabhängig davon, mit welcher Methode Sie abnehmen, gilt ein universales ayurvedisches Prinzip, das Sie schon kennengelernt haben. Es ist das Prinzip der bewußten Aufmerksamkeit. In diesem Zusammenhang bedeutet es, daß Sie nur dann essen sollten, wenn Sie ein echtes Hungergefühl spüren. Sie sollten allerdings nicht essen, wenn Ihnen eigentlich etwas anderes fehlt, wie beispielsweise die Gesellschaft eines Menschen, ein Ventil für Ihren Ärger oder eine Abwechslung bei Langeweile.

Wenn Sie Ihre Eßgewohnheiten täglich aufschreiben, gelingt es Ihnen sicher, mit bewußter Aufmerksamkeit zu essen. Legen Sie eine einfache Tabelle an, und tragen Sie darin die Uhrzeiten ein. Benutzen Sie eine Skala von 1 bis 10, und bewerten Sie dann in stündlichen Abständen Ihre Hungerstufe. Notieren Sie unten auf der Seite, was Sie zu jeder Mahlzeit gegessen haben und wann Sie gegessen haben. Vergessen Sie die kleinen Zwischenmahlzeiten nicht.

Schauen Sie jeden Morgen die Tabellen der letzten Tage an. Sollten Sie Eßgewohnheiten entdecken, die Sie ändern möchten, tun Sie das. Auch wenn Sie keine bewußten Änderungen vornehmen, werden diese Hunger-

Tagesberichte Ihre Eßgewohnheiten positiv beeinflussen. Hier, wie auch sonst, ist Bewußtsein des eigenen Selbst der erste und wichtigste Schritt zu guter Gesundheit. (Weitere Einzelheiten zu diesem Thema finden Sie in meinem Buch »Das Gewicht, das zu mir paßt«.)

6 VON HERZEN GESUND

Prakriti gehört zu den wichtigsten Begriffen der ayurvedischen Tradition. Er bezieht sich auf Ihre wahre, einzigartige Natur, das *Selbst*, das Sie bei Ihrer Geburt waren. Die Natur möchte, daß wir alle im Einklang mit unserer eigenen *Prakriti* leben – nicht, weil es sich um ein unabänderliches Schicksal handelt, sondern, weil in diesem Zustand all die unverwechselbaren Stärken und Verletzlichkeiten Erfüllung finden, die sich in jedem Menschen, der jetzt am Leben ist und je gelebt hat, ausdrücken.

Vikriti, ein weiteres Sanskrit-Wort, umschreibt die Abweichungen von unserer wahren Natur, die sich im Laufe des Lebens ergeben. Im körperlichen Bereich zeigt sich *Vikriti* als Krankheit, im seelischen als Unglücklichsein. In diesem Buch wollte ich deutlich machen, daß diese beiden negativen Qualitäten – Krankheit und Unglücklichsein – untrennbar miteinander verknüpft sind, und Möglichkeiten aufzeigen, wie Wohlbefinden und Freude an ihre Stelle treten können.

In dieser Welt ist es unmöglich, *Vikriti* zu vermeiden, aber ihre *Prakriti*, das ideale Gleichgewicht Ihres Geist-Körper-Systems, ist gleichermaßen in Ihrer Reichweite. Sie können jederzeit die wundersame Kraft zurückgewinnen, die Sie als Kind besaßen. Sie können noch einmal lernen, was Sie schon konnten, als Sie auf die Welt kamen. Sie können die Welt sehen wie am ersten Tag. Beginnen

Sie heute damit. Wenn Sie Ihre Augen der Welt öffnen,
wird auch Ihr Herz gesund.

Die Natur direkt zu erfahren gehört zu den besten
Möglichkeiten, um sich den Wundern des Lebens wieder
zu öffnen. Hier ein paar Vorschläge:

- Gehen Sie wenigstens zehn Minuten täglich barfuß.
  Lassen Sie dabei die Energie der Erde in sich einströ-
  men.
- Spazieren Sie an einem Wasserlauf oder See entlang.
  Nehmen Sie den kühlenden, ordnenden Einfluß des
  Wassers in sich auf.
- Spüren Sie das Licht und die Wärme der Sonne. Ma-
  chen Sie sich die energiespendende Kraft der Quelle
  allen Lebens bewußt.
- Gehen Sie in einem Park oder Garten mit üppiger Ve-
  getation spazieren. Atmen Sie tief den heilenden Atem
  der Pflanzen ein. Kurz vor Sonnenaufgang und kurz
  nach Sonnenuntergang ist die ideale Zeit, sich mit der
  Lebenskraft der Pflanzen »aufzuladen«.
- Schauen Sie nachts die Sterne an. Dehnen Sie Ihr Bewußtsein bis an die Grenzen des Weltalls aus.

Können solch simple Aktivitäten wie die genannten
tatsächlich der Weg zur Gesundheit sein? Ja – aber es gibt
mehr als einen Weg. Wenn Sie bereits mit einer koronar-
en Herzerkrankung konfrontiert sind, sollten Sie die moderne medizinische Behandlung keinesfalls zugunsten
Ihrer spirituellen Entwicklung aufgeben. Beides zusammen funktioniert am besten. In diesem Buch habe ich
mich um eine ausgewogene Bewertung der gängigen medizinischen Methoden bemüht, damit Sie daraus den
größten Nutzen ziehen können. Das allerdings gilt für
viele Bücher über koronare Herzkrankheiten. Was den

ayurvedischen Ansatz unterscheidet – und was Sie bei Ihrem Umgang mit der KHK unterscheiden kann –, ist die Erkenntnis, daß die Heilkraft nicht in irgendwelchen medizinischen Geräten oder Medikamenten zu finden ist. Mit der gleichen Eleganz und Intelligenz, die alle ihre Werke auszeichnet, hat die Natur die Kraft, diese gefürchtete Krankheit zu heilen, genau dort angesiedelt, wo auch die Krankheit selbst sitzt. Sowohl die Kraft wie auch die Schwäche liegen, im wortwörtlichen Sinn, *in unserem Herzen*. Wir brauchen nur zwischen beidem zu wählen.

Aber ich weiß, daß Sie bereits gewählt haben. Und mein Herz schlägt für Sie.

ANHANG

WÖRTERVERZEICHNIS

Abhyanga – ayurvedische Ölmassage

Dosha – Funktionsprinzip des Geist-Körper-Systems (siehe *Vata*, *Pitta* und *Kapha*)

Gandharva-Veda – vedische Musik

Garshan – Trockenmassage

Ghee – geklärte Butter

Kapha – Strukturprinzip (siehe *Dosha*)

Mantra – Klangsilbe, die bei der Meditation benutzt wird

Marma – Vitalpunkt; es sind 107 *Marmas* auf der Körper-oberfläche beschrieben

Pitta – Stoffwechsel- oder Energieprinzip

Prakriti – Natur; auch Konstitutionstypus

Prana – lebenserhaltende Energie

Sutras – siehe *Yoga-Sutras*

Vata – Bewegungsprinzip (siehe *Dosha*)

Veda – Wissen, Wissenschaft

Vikriti – Ungleichgewicht der *Doshas*

Yoga – Einheit; ein System der indischen Philosophie; umfaßt acht »Gliedmaßen« wie *Asanas* (Körperübungen), *Pranayama* (Atemübungen) und *Dhyana* (Meditation) etc.

Yoga-Sutras – kurze Regeln des *Yoga*; verfaßt von Maharishi Pantajali

REZEPTE

Die folgenden Rezepte sind nur eine kleine Auswahl der vielen gesunden Speisen, die sich mit wenig Aufwand zubereiten lassen. Aber ob Sie gerade erst damit beginnen, »herzgesund« zu kochen oder bereits erfahren in der Zubereitung von Herzschutzkost sind – diese Rezepte werden Ihnen sicher gefallen.

Ich danke Ginna Bell Bragg, Mitverfasserin des Buches »A Simple Celebration: A Vegetarian Cookbook for Body, Mind, and Spirit«, für ihre Hilfe bei diesem Kapitel.

ZUBEREITUNG VON GHEE

Ghee ist ein wesentlicher Bestandteil der ayurvedischen Küche. Es ist leicht verdaulich und fördert die Aufnahme der Nährstoffe. Ghee ist in den meisten Bioläden und Asienläden erhältlich. Allerdings ist es teuer. Wenn Sie erst einmal entdeckt haben, wie leicht es ist, Ghee selbst herzustellen, und wie köstlich es schmeckt, werden Sie es nie mehr kaufen.

500 g frische, ungesalzene Butter

1. Zerteilen Sie die Butter in Stücke, und schmelzen Sie sie bei schwacher Hitze in einem tiefen Topf. Während des Köchelns bildet sich ein weißlicher Schaum auf der

flüssigen Butter. Der Wassergehalt der Butter ver-
dampft während des Schmelzvorgangs, wobei zischen-
de und knisternde Geräusche entstehen. Köcheln Sie
die flüssige Butter so lange, bis kein »Köchelgeräusch«
mehr zu hören ist.

2. Das weitere Vorgehen erfordert etwas Fingerspitzen-
gefühl. Nach einiger Zeit schäumt die flüssige Butter
noch einmal auf, die Milchbestandteile setzen sich auf
dem Boden des Gefäßes und auf der Oberfläche ab.
Sobald die Milchreste ein kräftiges Braun angenom-
men haben, schalten Sie den Herd aus und lassen den
Topf etwa 15 Minuten abkühlen.

3. Gießen Sie das klare Ghee durch ein sauberes Baum-
wolltuch oder durch einen Papierfilter in ein hitze-
beständiges Gefäß. Den weichen Belag am Topfboden
werfen Sie weg. In luftdicht verschlossenen Behältern
kann man das Ghee bis zu drei Monaten im Kühlschrank oder bis zu sechs Wochen bei Zimmertemperatur aufbewahren.

GRANOLA

Dieses Granola enthält weder Butter noch Zucker, es ist
gesund und nahrhaft.

2 Tassen Haferflocken aus dem Bioladen
¼ Tasse Sesamsaat
¼ Tasse Sonnenblumenkerne
¼ Tasse Nüsse, zum Beispiel gehackte Mandeln,
  Walnüsse oder Pinienkerne
2 EL Zimt
1 TL Kardamom
2 TL abgeriebene Orangenschale

¹/₂ Tasse Apfel- oder Orangensaftkonzentrat
¹/₂ Tasse gehackte Datteln
¹/₂ Tasse Rosinen oder Korinthen
¹/₂ Tasse gemischte Trockenfrüchte
¹/₂ Tasse Kokosraspeln (nach Belieben)

Den Backofen auf 160 Grad vorheizen. Die Haferflocken, Samen, Kerne, Nüsse, Gewürze und die Orangenschale in einer Schüssel gut vermischen. Das Saftkonzentrat dazugeben und mischen. Die Mischung in dünner Lage auf ein Backblech geben. Unter häufigem Wenden etwa 45 Minuten rösten, bis die Mischung trocken und knusprig ist. Abkühlen und mit den Früchten und den Kokosraspeln mischen. Für ein fettarmes Granola lassen Sie die Nüsse und die Kokosraspeln weg. In einem luftdichten Behälter aufbewahren.

EINFACHES MÜSLI

Mit entrahmter Milch oder Joghurt ergibt dieses Müsli ein fettfreies Frühstück.

2 Tassen Haferflocken aus biologisch-ökologisch angebautem Hafer

Den Backofen auf 160 Grad vorheizen. Die Haferflocken in dünner Lage auf ein Backblech geben. Unter häufigem Wenden etwa 45 Minuten rösten, bis die Haferflocken knusprig sind. Abkühlen und in einem luftdichten Behälter aufbewahren.

BRATAPFEL

Ein Bratapfel ist einfach zuzubereiten und schmeckt
köstlich; er eignet sich als Frühstück oder zum Dessert.
Auch eine Birne kann auf die gleiche Weise zubereitet
werden.

1 Apfel (Pippin oder Granny Smith)
½ TL Ghee
2 TL gehackte Pinienkerne
1 TL Ahornsirup
¼ Tasse Apfelsaft

Das obere Drittel des Apfels schälen, das Kernhaus aus-
stechen. Ghee, Pinienkerne und Ahornsirup mischen,
den Apfel damit füllen. Auf ein Backblech setzen, mit Apfelsaft begießen. Mit Alufolie abdecken und circa 30 Minuten backen. Die Folie wegnehmen, den Apfel mit Apfelsaft bestreichen und noch etwa 15 Minuten backen, bis
der Apfel weich ist.

VOLLKORN-CHAPATIS

Ein wohlschmeckendes Brot ohne Hefe.

2¼ Tassen Weizenvollkornmehl
2 TL Sonnenblumenöl
1¼ Tassen lauwarmes Wasser, 1 Prise Salz
Mehl zum Ausrollen

1. Mehl und Öl mit einem Holzlöffel in einer großen
   Schüssel vermischen. So viel Wasser zugeben, daß ein

weicher Teig entsteht. Mit einem feuchten Tuch bedecken und eine Stunde ruhen lassen.

2. Die Hände mit Öl befeuchten und 25 bis 30 walnußgroße Bällchen formen. Die Bällchen in einer kleinen Schüssel mit Mehl bestäuben. Auf einer mit Mehl bestäubten Arbeitsfläche mit einer Teigrolle pfannkuchengroß ausrollen.

3. Eine schwere Pfanne bei mittlerer Hitze erhitzen. Die Chapatis auf der einen Seite etwa 30 Sekunden backen, dann umdrehen und auf der zweiten Seite etwa eine Minute backen, bis sie sich aufblähen. Sofort servieren oder, mit einem Küchentuch zugedeckt, warm stellen.

FRANZÖSISCHES BROT

Probieren Sie bei diesem Brot verschiedene Mehlsorten und Geschmacksrichtungen aus. Die Variationsmöglichkeiten sind unbegrenzt.

2 EL Hefe
2 EL Rohrzucker
4 Tassen lauwarmes Wasser
8 Tassen Weizenvollkornmehl (aus dem Bioladen) oder eine Mischung aus weißem Mehl und Vollkornmehl
$\frac{1}{2}$ TL Meersalz

1. Die Hefe und den Zucker in zwei Tassen lauwarmem Wasser auflösen. Zehn Minuten stehen lassen. Das Mehl und das Salz mit der Flüssigkeit vermengen. Soviel Wasser hinzufügen, daß ein weicher, klebriger Teig entsteht. Den Teig in einer Schüssel etwa fünf Minuten

kneten. Zugedeckt zwei bis vier Stunden ruhen lassen.
(In der Nähe des warmen Ofens geht der Teig schneller.) Nach dem Gehen den Teig mit den Händen kneten und zu Laiben formen. Die Menge reicht für zwei mittlere oder eine große Kastenform aus. Backformen aus Ton sind am besten geeignet. Den Teig in der Form nochmals 25 Minuten gehen lassen, bis der Teig bis an den Rand der Form reicht.

2. Bei 200 Grad etwa 40 Minuten backen, bis sich eine braune Kruste bildet. Variante: Italienische Kräuter geben dem Brot einen Geschmack à la Toscana.

BRUSCHETTA

Vorzugsweise im Spätsommer oder Frühherbst mit sonnengereiften Tomaten zubereiten. Kaufen Sie frische Biotomaten, sie sind besonders aromatisch.

500 g frische, sonnengereifte Tomaten, fein gewürfelt und abgetropft
1 Knoblauchzehe, feingehackt
1 TL Frühlingszwiebeln, kleingehackt
1 TL abgeriebene Zitronenschale
1 Tasse frische Basilikumblätter, gehackt
8 Scheiben Brot oder ein Foccacia (würziges Fladenbrot)
1/4 Tasse Olivenöl (nach Belieben)

Die ersten sechs Zutaten in einer kleinen Schüssel vermischen. Im Kühlschrank kaltstellen, eine Stunde vor dem Servieren herausnehmen. Brotscheiben oder Foccacia mit Olivenöl bestreichen (nach Belieben), dann toasten oder rösten. Warmen Toast oder Foccacia mit einer Schüssel Bruschetta als Brotbelag servieren.

HUMMUS DIP

Diese Variante des orientalischen Hummus ist ohne Öl
zubereitet. Öl ist sehr kalorienreich.

3 Tassen gekochte Kichererbsen
$^1/_4$ – $^1/_2$ Tasse Orangensaft (Saftkonzentrat ergibt einen
intensiveren Geschmack)
$^1/_4$ Tasse Sesamsamen
Saft einer Zitrone
1 TL natürliche Sojasauce
1 Knoblauchzehe (nach Belieben)
Paprikapulver
1 TL frische Korianderblätter

Kichererbsen drei Minuten auf höchster Stufe im Mixer
fein pürieren. Orangensaft hinzufügen, falls die Mischung zu dick wird. Die restlichen Zutaten zugeben,
pürieren, bis ein glatter Brei entsteht. Im Kühlschrank
durchziehen lassen, eine Stunde vor dem Servieren herausnehmen. Mit Pita-Brot oder Lavosh (ungesäuertem
Fladenbrot) servieren.

SPINATSUPPE MIT PILZEN UND SHERRY

Mit einer selbst zubereiteten Suppengrundlage schmeckt
diese Suppe am besten.

2 gelbe Zwiebeln, gehackt
1 EL Olivenöl
1 Knoblauchzehe, gehackt
500 g Pilze, kleingeschnitten
500 g Spinat, gehackt

2 Karotten, geraspelt
2 EL Estragon
1 TL Salz
3 EL natürliche Sojasauce
6 Tassen kräftige Gemüsebrühe*
1/4 Tasse Sherry

Olivenöl in einem Topf erhitzen, die Zwiebeln und den
Knoblauch darin anbraten. Die Pilze zugeben und eine
Minute leicht braten. Spinat, Karotten, Estragon, Salz,
Sojasauce und Gemüsebrühe hinzufügen und aufkochen.
Topf von der Herdplatte nehmen, Sherry zugeben. Vor
dem Servieren erneut erhitzen.

*Gemüsebrühe als Suppengrundlage läßt sich zu Hause
selbst herstellen, indem man 1 1/2 kg Gemüsereste oder
frisches Gemüse in sechs Tassen Wasser zwei bis sechs
Stunden bei schwacher Hitze kocht.

TEMPEH-SALAT MIT CURRY

Tempeh ist ein fermentiertes Soja-Produkt, das ursprüng-
lich aus Indonesien stammt. Der Geschmack erinnert
stark an Huhn, so daß sich selbst »eingefleischte« Fleisch-
esser täuschen lassen.

2 Packungen Tempeh, gekocht und zerkrümelt
2 EL frische Korianderblätter, gehackt
3 EL frische Petersilie, gehackt
1/4 Tasse gehackte Mandeln
1/4 Tasse Rosinen oder Korinthen
1/4 Tasse Sellerie, kleingeschnitten
1 TL Kurkuma (Gelbwurzpulver)

1 TL Garam Masala aus Koriander, Kreuzkümmel,
Kardamom und Zimt
1 EL natürliche Sojasauce
1/4 Tasse Magerjoghurt
1/8 TL Salz

Alle Zutaten in eine große Schüssel geben, gut vermengen. Lavosh (ungesäuertes Fladenbrot) mit der Salatmischung füllen oder eine flache Salatschüssel mit Salatblättern auslegen, die Salatmischung darauf anrichten. Mit Petersilie garnieren.

PASTA-SALAT MIT KALAMATA-OLIVEN

Dieser Salat ist schnell zubereitet – nach der Arbeit oder wenn unerwartet Gäste kommen. Daher sollten Sie die Zutaten stets vorrätig haben.

1 kg frische Pasta, gegart
1 TL Olivenöl
1 EL Zwiebelgranulat
1 gehackte Knoblauchzehe
1/4 Tasse Pepitas*
1/2 Tasse Sultaninen
1/4 Tasse gehackte Kalamata-Oliven
1/4 Tasse Sellerie, kleingeschnitten
1/4 Tasse frisches Basilikum, gehackt
1/2 Tasse geraspelte Karotten

Salatsoße:

1/8 Tasse Öl von getrockneten, in Öl eingelegten Tomaten
1 EL natürliche Sojasauce

1 Spritzer Balsamessig
1 TL Honig
1 TL Zitronensaft
Salz und Pfeffer

Zwiebel, Knoblauch, Pepitas, Sellerie, Rosinen und Oliven unter häufigem Wenden zwei Minuten in Olivenöl
anbraten. Mit den übrigen Zutaten mischen. Die Zutaten
für die Salatsoße verrühren, über den Salat gießen. Bei
Zimmertemperatur servieren.

*Pepitas ähneln Kürbiskernen und kommen aus Mexiko.
Sie sind in Naturkostläden erhältlich.

LINSEN-REIS-SALAT

Linsen und Reis ergänzen einander und sind eine wichtige Proteinquelle. Servieren Sie dieses Gericht an einem
warmen Tag mit Tomaten-Chutney und Chapatis (Fladenbrot ohne Hefe, ähnlich wie Tortillas; siehe Rezept)

3 Tassen braune oder grüne Linsen, gekocht und ab-
    gekühlt
1 Tasse Basmatireis, gekocht und abgekühlt
1 Tasse Sellerie, kleingeschnitten
1 Tasse Karotten
1 Tasse gekochte Erbsen, abgekühlt (Wenn Sie tief-
    gefrorene Erbsen verwenden, nehmen Sie möglichst
    Bioerbsen. Sie brauchen sie nicht zu kochen.)
2 EL feingehackte Frühlingszwiebeln
1/4 Tasse gehackte Petersilie

Senfsoße:

2 EL Dijon-Senf
1 EL Olivenöl
1 EL Honig
1 EL natürliche Sojasauce
1 EL Zitronensaft
1/2 Tasse Orangensaft

Karotten fünf Minuten in kochendem Wasser blanchieren. Herausnehmen und sofort mit kaltem Wasser überbrausen, um die Farbe zu erhalten. Abkühlen lassen, in feine Scheiben schneiden. Alle Zutaten vermischen, Salatsoße vorsichtig unterrühren.

GEMÜSEKUCHEN

Variieren Sie diesen Gemüsekuchen mit verschiedenen Gemüsesorten. So entsteht jedesmal eine neue Küchenkreation!

1 große Stange Lauch, kleingeschnitten und noch einmal gewaschen
1 Tasse geraspelte Karotten
500 g Spinat
1 Tasse geröstete Pinienkerne, gemahlen
500 g fester Tofu
2 EL natürliche Sojasauce
1 TL Estragon
4 Eier
1/4 Tasse Semmelbrösel
2 EL Sesamsaat

1. Den Backofen auf 200 Grad vorheizen.
2. Lauch, Karotten und Spinat in einer beschichteten Pfanne ohne Fett zwei Minuten unter häufigem Wenden anbraten.
3. Gemüse mit Pinienkernen und Tofu im Mixer pürieren.
4. Die Mischung mit den übrigen Zutaten (außer der Sesamsaat) in einer großen Schüssel vermengen. In eine Auflaufform füllen und mit Sesam bestreuen.
5. Im Ofen 30 Minuten backen. Ergibt sechs bis acht Portionen.

LASAGNE OHNE KÄSE

Gut geeignet für eine Ernährung ohne Milchprodukte. Die getrockneten, eingelegten Tomaten geben dem Gericht ein intensives Aroma.

1 Packg. grüne Lasagne-Nudeln, gekocht und abgetropft
Semmelbrösel

Soße:

6 Karotten, geschält, in Scheiben geschnitten
6 Zucchini, in Scheiben geschnitten
6 Selleriestengel, kleingehackt
1 TL Ghee
1 Bund Petersilie
1 Glas (450 g) getrocknete, eingelegte Tomaten, abgetropft
1 EL Oregano
1 Prise Salz
1/8 TL italienische Gewürzmischung

Füllung:

1 Packung fester Tofu, zerkrümelt
1 1/2 Tassen Soße
1/2 Tasse Pinienkerne, gemahlen

1. Karotten, Zucchini und Sellerie fünf Minuten unter
   häufigem Wenden in Ghee anbraten. Mit den übrigen
   Zutaten im Mixer grob zerkleinern. Wieder in den Topf
   geben und fünf Minuten leicht köcheln.
2. Zutaten für die Füllung vermischen.
3. Die Zutaten in der folgenden Reihenfolge in eine Auflaufform einschichten: Soße, Nudeln, Füllung; Soße, Nudeln, Füllung; Soße, Nudeln, Füllung, Semmelbrösel.
4 Bei 180 Grad 40 Minuten backen, bis die Semmelbrösel goldbraun sind.

ERBSEN-SOUFFLÉ MIT PFEFFERMINZE

Als Hauptgericht oder als Beilage. Garnieren Sie das
Soufflé mit einem Klecks Magerjoghurt mit gehackter
Pfefferminze.

2 mittelgroße Schalotten, gehackt
1/2 TL Ghee
500 g frische Erbsen
2 Eier, verschlagen
1/2 Tasse Ricotta-Frischkäse
1 Prise Estragon
1 TL frische oder getrocknete Pfefferminze
1 Prise Salz
2 EL natürliche Sojasauce
1/4 Tasse frische Semmelbrösel

1. Ghee in eine Bratpfanne geben, die Schalotten darin weich dünsten. Erbsen zugeben, drei Minuten dünsten.

2. Erbsen und Schalotten im Mixer pürieren. Eier, Ricotta, Estragon, Pfefferminze, Salz und Sojasauce untermengen.

3. Den Teig in eine geölte Auflaufform füllen. Mit Semmelbröseln bestreuen.

4. Das Soufflé bei 180 Grad etwa 30 Minuten backen, bis die Semmelbrösel goldbraun sind. Ergibt vier bis sechs Portionen.

ROTE-LINSEN-DHAL

Dieser Dhal ist sättigend, köstlich und aromatisch. Er lockt die ganze Familie in die Küche.

500 g rote Linsen
Gemüsebrühe zum Aufgießen
¹/₈ Tasse Kreuzkümmel, gemahlen
2 EL Kurkuma (Gelbwurz, Tumerik)
2 EL Ghee
2 EL Senfkörner
2 EL Kreuzkümmel, ganz
1 Prise Bockshornkleesamen, ganz
5 ganze Kardamomschoten
3 Zimtstangen
1 Prise Asaföetida
1 Tasse Lauch, kleingeschnitten
¹/₈ Tasse Koriander
2 EL Kardamom, gemahlen
Frische Ingwerwurzel, 5 cm lang, feingehackt
1 Tasse Sultaninen, gehackt
Frisches Korianderkraut, gehackt, zum Garnieren

2 EL Tomatenmark

½ EL Salz

1. Linsen ohne Deckel in einem Dampfdrucktopf in der Gemüsebrühe zum Kochen bringen. Die Flüssigkeit sollte etwa zehn Zentimeter über den Linsen stehen. Den Schaum abschöpfen, bis sich kein Schaum mehr bildet. Gemahlenen Kreuzkümmel und Kurkuma zufügen. Bei milder Hitze kochen lassen.

2. Ghee in einer Pfanne erhitzen, Senfkörner, Kreuzkümmel, Bockshornkleesamen, Kardamomschoten und Zimtstangen anrösten. Wenn die Senfkörner anfangen zu springen, sind sie gar. Asaföetida und Lauch zugeben. Unter häufigem Wenden gardünsten.

3. Die übrigen Gewürze und die Sultaninen zugeben. Fünf Minuten dünsten. ½ Tasse Wasser und das Tomatenmark zugeben. Weitere fünf Minuten kochen.

4. Die Gewürzmischung unter die Linsen rühren. Den Dampfdrucktopf schließen. Wenn das Ventil sich hebt, Hitze reduzieren. Eine Stunde kochen.

5. Die Herdplatte ausschalten. Sobald das Ventil sich senkt, den Topf öffnen und eventuell mit Koriander abschmecken. Mit Korianderblättern garnieren.

CAROB-TAHINI-KONFEKT

Sehr nahrhaft. Als Dessert zum Mittagessen oder für unterwegs.

½ Tasse Pinienkerne

¼ Tasse Sonnenblumenkerne

½ Tasse Rosinen oder getrocknete Preiselbeeren

½ Tasse Tahini (Sesampaste)

¼ Tasse ungesüßte Kokosraspeln
2 EL Carobpulver
3 EL Ahornsirup
Ungesüßte Kokosraspeln zum Verzieren

Nüsse, Samen und Trockenobst im Mixer etwa eine Minute pürieren. Tahini, Kokosraspeln und Carobpulver zugeben. Eine weitere Minute mixen, Ahornsirup durch das Loch im Deckel zugeben. Es entsteht ein klebriger »Teig«. Aus dem Teig Bällchen in Walnußgröße formen und in Kokosraspeln wälzen. Man kann auch Rechtecke oder Würfel formen. Im Kühlschrank aufbewahren.

BLAUBEERKUGELN

Beliebt als Zwischenmahlzeiten oder als leichtes Dessert. Sehr gehaltvoll, also Vorsicht beim Genuß!

1 Tasse getrocknete Blaubeeren
½ Tasse Pinienkerne
½ Tasse ungesüßte Kokosraspeln
¼ Tasse Sonnenblumenkerne
2 TL Ahornsirup
¼ Tasse ungesüßte Kokosraspeln zum Wälzen

Die ersten vier Zutaten im Mixer bei hoher Geschwindigkeit circa 30 Sekunden fein pürieren. Ahornsirup zugeben und 20 Sekunden mixen. Jeweils eine kleine Menge mit einem Teelöffel abstechen, aus der Masse kleine Bällchen formen und in Kokosraspeln wälzen. Die Bällchen mindestens eine halbe Stunde im Kühlschrank fest werden lassen. In einem luftdichten Behälter im Kühlschrank aufbewahren.

PIKANTE MANDELN

Mandeln sind süß und leicht bitter. Einweichen über
Nacht macht sie leichter verdaulich. Diese würzigen
Mandeln eignen sich hervorragend als Appetitanreger.

2 Tassen ganze Mandeln, über Nacht eingeweicht und
   getrocknet
$^1/_2$ TL Ghee oder Olivenöl
1 Knoblauchzehe, kleingeschnitten oder zerdrückt
1 TL natürliche Sojasauce
1 TL Chilipulver oder $^1/_2$ TL Chilipaste
1 TL Rohzucker

Ghee oder Olivenöl bei mittlerer Hitze erwärmen, Mandeln unter häufigem Rühren fünf Minuten darin anrösten.
Knoblauch, Sojasauce, Chilipulver oder -paste und Zucker
zugeben. Die Pfanne rütteln, um die Mandeln zu gla-
sieren. Die Herdplatte ausschalten, die Mandeln zehn
Minuten oder länger abkühlen lassen. Die Mandeln lassen sich in einem luftdichten Behälter einige Wochen aufbewahren.

ADRESSEN
UND BEZUGSQUELLEN

The Chopra Center for Well Being
7630 Fay Avenue
La Jolla, California 92037 USA
Tel. (001) 619-551-7788 / oder (001) 888-424-6772
Fax (001) 619-551-7811
E-Mail: info@chopra.com

ADRESSEN von Ärzten mit einer Zusatzausbildung in
Maharishi Ayur-Veda erhalten Sie bei:

Deutsche Gesellschaft für Ayurveda
Sekretariat. Wildbadstr. 201
56841 Traben-Trarbach
Tel. (0 65 41) 58 17
Fax (0 65 41) 70 51 20

BEZUGSQUELLEN für alle genannten Ayurveda-
Produkte, Lebensmittel und Ghandarva-Veda-Musik-
aufnahmen:

MTC Deutschland   Klosterhof-Naturversand
Postfach 11 26   Lothar Herweg
41845 Wassenberg   41844 Wegberg
Tel. (0 24 32) 24 94   Tel. (0 24 36) 19 15
Fax 00 31 (475) 40 40 55   Fax (0 24 36) 24 74

LITERATURHINWEISE

Bragg, Ginna Bell, David Simon: A Simple Celebration. New York 1996.

Carlson, Karen J., Stephanie A. Eisenstat, Terra Ziporyn: The Harvard Guide to Women's Health. Cambridge, Mass. 1996.

Chopra, Deepak: Die Körperzeit. Mit Ayurveda: Jung werden, ein Leben lang. Bergisch Gladbach 1994.

Harrison's Principles of Internal Medicine. New York ^{13}1994.

Lonsdorf, Nancy, Veronica Butler, Melanie Brown: Ayurveda für Frauen. Gesundheit, Glück und langes Leben durch indische Medizin. München 1994.

Love, Susan M., Karen Lindsey: Das Hormonbuch. Was Frauen wissen sollten. Frankfurt/M. 1997.

McGoon, Michael D.: The Mayo Clinic Heart Book. New York 1993.

Ornish, Dean: Revolution in der Herztherapie. Stuttgart ^{7}1998.

Simon, David: The Wisdom of Healing. New York 1997.

Stohecker, James (ed.): Alternative Medicine. Puyallup, Wash. 1994.

Whitaker, Julian: Herzoperation, der vermeidbare Eingriff. Alternativen zum Bypass. München 1997.

REGISTER